図解

専門医がすすめる

若返るための食事術

松生恒夫

二見書房

はじめに

私は大腸内視鏡検査を専門にする消化器内科医として、30余年で4万人以上の腸を診てきました。今では薬に頼らず食事で便秘解消をめざす便秘外来も開設しており、日々、たくさんの患者さんが全国から訪れています。

＊　＊　＊

大腸には、その人の体の状態がとてもよく反映されています。健康な人の腸はきれいなピンク色で、元気にぜん動運動をしています。

そういう方は、たとえ年を重ねていても、ハツラツとして若々しく、肌もみずみずしくてハリがあります。便秘や腸の病気はもちろん、生活習慣病とも無縁です。

反対に、便秘だったり腹部膨満感が続いているなど、状態が悪い人の腸は、ほとんど動いていないことが多いのです。

20代の若い人でも、「本当に20代？」と聞きたくなるほど動きが悪くなっています。腸壁の色も悪く、なかには、下剤の副作用で起こるシミ（大腸メラノーシス）ができて真っ黒になっている人もいます。そして、そういう方は肌の状態や顔色も悪く、冷え症や肩こり、頭痛、むくみなどに悩まされていたりします。

年をとると臓器も老化が進んで働きが悪くなりますが、じつは腸は必ずしもそうではありません。年をとっても**「健康的な若い腸」の人もいれば、若くても「老化腸」の人もいます。個人差が非常に大きいのです。**

「消化・吸収・解毒・免疫」という、人が生きていくうえで大切な働きを担っている腸の状態は、健康と見た目の若々しさにつながっています。

年齢にかかわらず、腸が健康で若々しければ、「若返る」ことができるのです。

＊　＊　＊

腸の健康のためには食事がもっとも大事です。「食事が腸を作る」といっても言い過ぎではありません。

本書では、私がこれまで腸の健康のために患者さんに指導してきた食事療法から、具体的な食材と食べ方を紹介しています。食べたものがダイレクトに届く腸は、食べ物の効果が比較的、短期間で得られます。

腸の老化はいますぐにストップできます。

「若返るための食事術」をさっそく今日からはじめましょう。数年後には、今よりもずっと若々しくなっているかもしれません。

松生恒夫

はじめに……2

Chapter 1

あなたの腸は老いていませんか？ 老化腸の3つのタイプ

あなたの腸は老いてませんか？
腸の大切な4つの働き……8

実年齢と腸年齢は一致しない。
腸が健康な人は「老いない人」……10

老化腸の3つのタイプ①
ぜん動運動の動きが悪い「停滞腸」……12

老化腸の3つのタイプ②
冷え症のなりやすい女性に多い「冷え腸」……14

老化腸の3つのタイプ③
腸内フローラが悪化した「隠れダメージ腸」……16

Chapter 2

専門医がすすめる 若返るための食べ物・栄養

腸を掃除してキレイにしてくれる
「食物繊維」……20

とり方を間違えると便秘が悪化？
ポイントは「水溶性食物繊維」……22

バナナ2本以上の食物繊維がとれる
「キウイフルーツ」……28

水溶性食物繊維たっぷりの
「スーパー大麦（バーリーマックス）」……32

食物繊維豊富で低カロリー。
ガンを抑え、デトックスにもなる「寒天」……34

腸の健康に欠かせない
「エキストラ・バージン・オリーブオイル」……40

「オリーブオイル」の健康効果
便秘、冷え、アルツハイマー、がん予防……42

隠れダメージ腸にオススメ！
腸内環境を整える「植物性乳酸菌」……48

抗酸化作用のある
野菜の「ファイトケミカル」……50

「グルタミン」は
小腸と大腸の大事なエネルギー源……56

毎日1個以上食べたい
アミノ酸スコア100の「卵」……58

「納豆」は
最強のアンチエイジング食……60

エネルギーをつくりだす際の
補酵素として働く「マグネシウム」……62

だしに含まれる「グルタミン酸」は
胃腸の運動量を高める……64

ビフィズス菌のえさになって
腸内バランスを整える「オリゴ糖」……66

バナナは整腸効果が抜群！
夜に食べてダイエットにも……68

王様も好んで飲んだ
不老長寿の薬「ココア」……72

お腹にたまったガスを出す
腸にいいハーブ「ペパーミント」……76

薬効のある「スパイス＆ハーブ」
からだ温め効果や減塩にも……78

Chapter 3

専門医がすすめる若返るための食べ方

食事は腹八分目に。特に朝食をきちんと食べる …… 82

朝一番にコップ1杯の水。水分は1日1・5〜2ℓ …… 84

糖質オフはNG! 炭水化物はきちんと食べる …… 86

白米、白パンよりも麦ごはんやライ麦パンを …… 88

おかずは魚を意識して。鮭フレーク、かまぼこでもOK …… 90

大腸がんのリスクを高める赤身肉の食べすぎに注意 …… 92

常備野菜は玉ねぎ、にんじん、キャベツの3つでOK …… 94

食物繊維が多くて低カロリーな食材&水溶性食物繊維が多い食材早見表 …… 96

汁物なら、植物性乳酸菌の宝庫である「みそ汁」が最強 …… 98

「見えない油」を避けるコンビニランチのオススメ …… 100

老いない人の食事の理想は「地中海式和食」 …… 102

がんを遠ざける食材・がんの再発を防ぐ食材 …… 104

疲れた腸をよみがえらせる週末ファスティング&7日間腸内リセット …… 106

ファスティング後、腸にいい食材を集中的に!「7日間腸内リセット」のやり方 …… 108

お風呂、腸もみ、運動、呼吸、内視鏡。習慣にしたい5つの提案 …… 110

Chapter

1

あなたの腸は老いてませんか？老化腸の３つのタイプ

あなたの腸は老いてませんか？
腸の大切な4つの働き

まずはじめに、人が生きていくうえで腸がいかに大切な働きをしているか見ておきましょう。

口から入った食べ物は食道を通って胃にたどりつき、胃で一部が消化されて、腸に流れます。小腸で分解されて消化され、栄養素と水分の一部が体内に吸収されます。この**「消化」「吸収」がうまくいかないと、必要な栄養素がとりこまれなくなってしまいます。**

栄養素が吸収されたあとの残りカスは大腸に運ばれます。大腸を進むうちに水分が吸収されて便になり、「排泄」されます。このとき、食べ物に含まれる有害成分や体内で生まれた毒素もいっしょに体外へ（解毒）。**排泄がうまくいかないと、体内に毒素や老廃物をためこむことになり、不調や病気の原因になってしまいます。**

さらに、小腸には、免疫細胞といわれるリンパ球の6割が集まっています。リンパ球は連携しあって、食べ物とともに体に入ってきた多くのウイルスや細菌を排除します。**腸は体のなかで最大の「免疫」器官でもあるのです。**

腸のしくみと働き

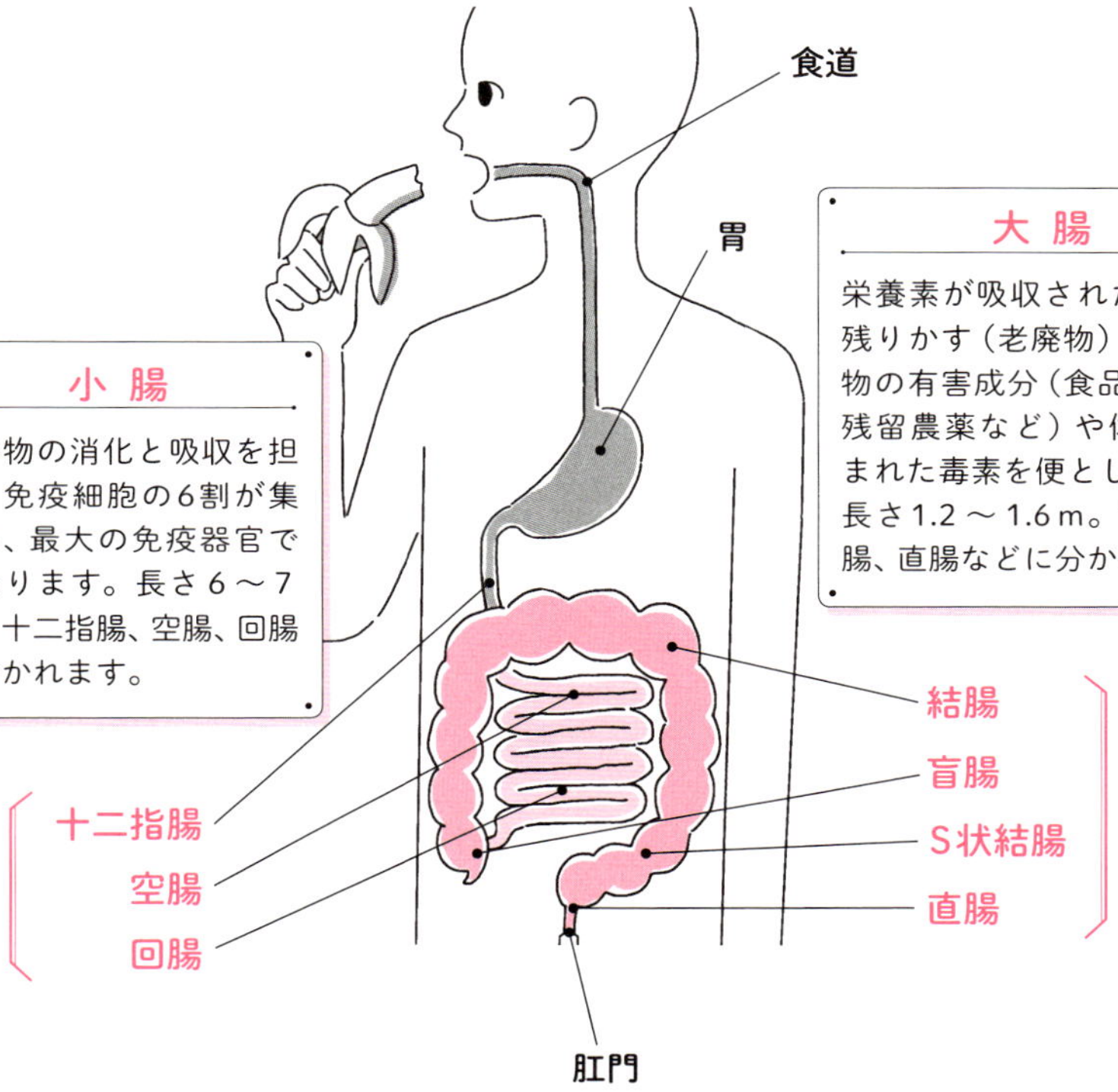

小 腸

食べ物の消化と吸収を担当。免疫細胞の6割が集まる、最大の免疫器官でもあります。長さ6～7m。十二指腸、空腸、回腸に分かれます。

大 腸

栄養素が吸収されたあとの残りかす（老廃物）と、食べ物の有害成分（食品添加物、残留農薬など）や体内で生まれた毒素を便として排泄。長さ1.2～1.6m。盲腸、結腸、直腸などに分かれます。

腸の大切な4つの働き

食べ物を
吸収しやすいかたちに
消 化

食べ物から体に
必要な栄養分を
吸 収

食べ物の残りかすや
有害成分を
排 泄
（解毒）

ウイルス、細菌
がん細胞などから
体を守る
免 疫
（腸管免疫）

実年齢と腸年齢は一致しない。腸が健康な人は「老いない人」

腸の病気や不調は増えつづけています。便秘で悩む人は1千万人前後といわれ、重い下剤依存症に苦しんでいる人も少なくありません。**女性のがんの部位別死亡数の第1位は大腸がん**ですし、潰瘍性大腸炎、クローン病といった炎症性腸疾患、過敏性腸症候群なども増えています。ほかにも糖尿病、うつ病、肝臓疾患、肩こり、頭痛、冷え症など、**腸の働きが悪いことの影響は多岐にわたります。**

人は誰でも年をとると、見た目も体の機能も衰えてきます。ところが、腸の場合は個人差が大きいのです。内視鏡で大腸を見てみると、20代の若者でも腸の不調や下剤の使いすぎなどで、腸が真っ黒く、伸びきったゴムホースのような**「老化腸」**の人もいれば、70～80代でもピンク色で弾力性があるきれいな**「長生き腸」**の人もいます。

そして腸がきれいな人は、見た目もびっくりするほど若々しく、健康な人が多いのです。つまり、**実年齢と腸年齢は一致しない**のです。

この違いは何なのか――答えはズバリ「食事」です。**腸にいい食べ物や栄養をきちんととっている人は、実年齢にかかわらず、若くて健康な「老いない人」なのです。**

女性のがん死亡数第1位は大腸がん

〈部位別がん死亡数の順位〉

	1位	2位	3位
男性	肺	胃	大腸
女性	大腸	肺	すい臓

（2017 厚生労働省「人口動態統計」）

腸の不調はこんなに影響する！

腸の不調が影響して起こる病気や不調　　**増えている腸の病気**

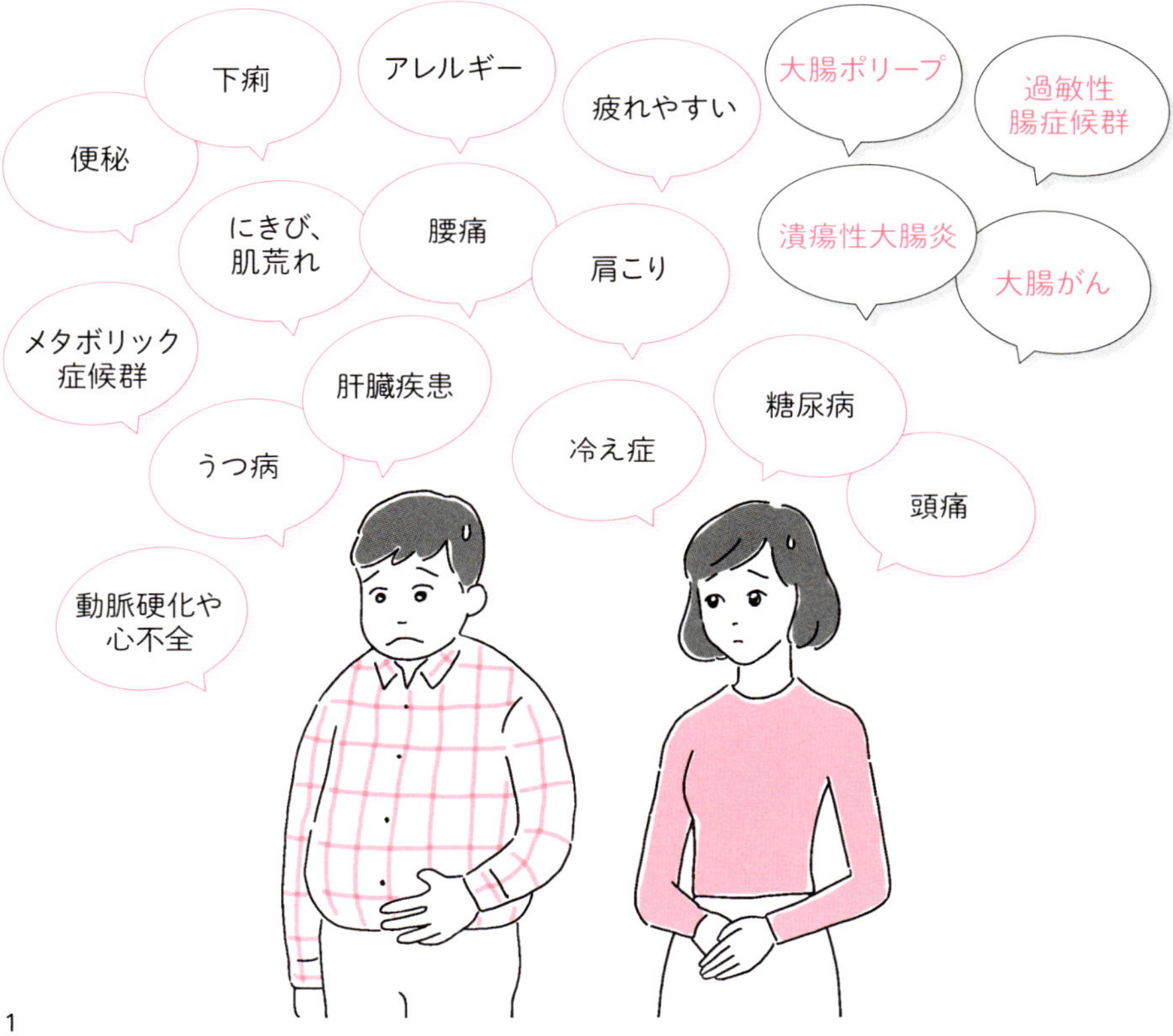
下痢
アレルギー
便秘
疲れやすい
にきび、肌荒れ
腰痛
肩こり
メタボリック症候群
肝臓疾患
うつ病
冷え症
糖尿病
頭痛
動脈硬化や心不全
大腸ポリープ
過敏性腸症候群
潰瘍性大腸炎
大腸がん

老化腸の3つのタイプ①
ぜん動運動の動きが悪い「停滞腸」

老いて働きが悪くなっている「老化腸」は、大きく3つのタイプに分けられます（3つすべてに当てはまる人、2つに当てはまる人もいます）。

そのひとつが「停滞腸」です。

健康な大腸を内視鏡でのぞくと、ぜん動運動が絶え間なく起こり、腸が脈打っています。この**ぜん動運動の動きが悪く、なかにはほとんど動きが止まっているような腸を「停滞腸」と呼んでいます。**

このタイプの腸の人は、放っておくと便秘が重症化し、自力では排便ができなくなる危険があります。「お腹がポッコリしている」と悩む人や、胃もたれや逆流性食道炎などをあわせもっている人も少なくありません。

ぜん動運動は朝食後に特に強く起こるので（大ぜん動）、朝食をとらないのは問題です。便の材料となる食物繊維などが足りなくなるため、**ダイエットなどで食事の量が少ないのもよくありません。**また、ぜん動運動は脳と連動しているので、ストレスや睡眠不足も要因となります。

✓CHECK LIST

停滞腸チェックリスト

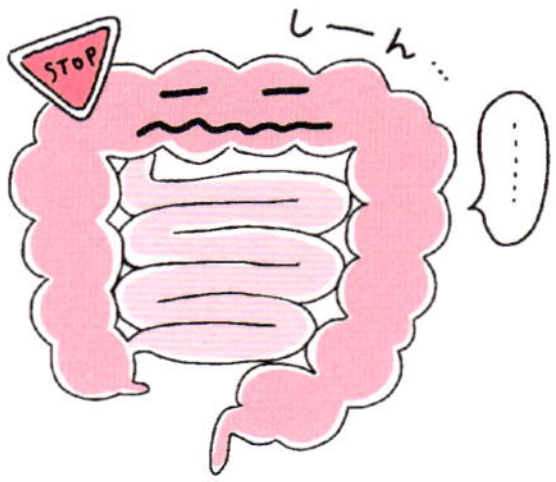

- □ 基本的に小食だ
- □ 野菜はあまり食べない
- □ 果物はあまり食べない
- □ 水分はあまりとらない
- □ 朝食を抜くか、飲み物だけが多い
- □ 下腹部がポッコリ出ている
- □ やせているのに下腹部だけは出ている
- □ 最近ダイエットをした、または現在している
- □ 定期的な運動はしていない
- □ ストレスを感じることが多い
- □ 最近、便秘気味だ。または便秘が以前から続いている

チェックの数……計　　　個

3個以上あったら
「停滞腸」かも!?

停滞腸にオススメの食べ物・栄養

食物繊維☞ p.20　オリーブオイル☞ p.40
植物性乳酸菌☞ p.48　グルタミン☞ p.56
マグネシウム☞ p.62　ペパーミント☞ p.76

老化腸の3つのタイプ②
冷え症になりやすい女性に多い「冷え腸」

冷えは万病の元といわれますが、腸にも非常に悪影響をおよぼします。寒さなどで冷えると、体は血管を縮ませて、熱を逃がさないようにします。これは体の防御反応であり、自然なことですが、この状態が続くと血のめぐりが悪くなります。

血液は体のすみずみの細胞に栄養を届け、細胞は血液から送り届けられた栄養、酸素を使ってエネルギー（熱）をつくります。**冷えが続いて血流が悪くなり、このサイクルがうまくいかなくなると、全身の臓器の働きが悪化し、腸の働きも低下します。**自律神経のバランスも乱れ、腸の動きはさらに悪くなっていきます。

このように、冷えを原因として悪化している腸を「冷え腸」と呼んでいます。

女性は男性に比べて筋肉量が少ないため、冷えやすい人が多く、冷え腸になりやすい傾向があります。とはいえ、精神的なストレスや睡眠不足でも冷えは起こりやすいため、男性にも冷え腸の人は増えてきています。

女性では朝食を抜くなど、欠食の問題も大きいです。朝食をきちんととると、体が温まって冷え改善によいのです。

✓CHECK LIST

冷え腸チェックリスト

- □ 体が冷えやすい
- □ 湯船にあまりつからず、入浴はシャワーが多い
- □ タンクトップやミニスカート、短パンなど、肌を露出する服をよく着る
- □ あまり歩かない
- □ 定期的な運動はしていない
- □ 朝食は抜くか、飲み物だけが多い
- □ 温度差が激しくなると体調が悪くなる
- □ 冷えるとお腹が張る、または便秘になりやすい
- □ 夏はクーラーの効いた室内にいることが多い
- □ 冷たい飲み物が好き

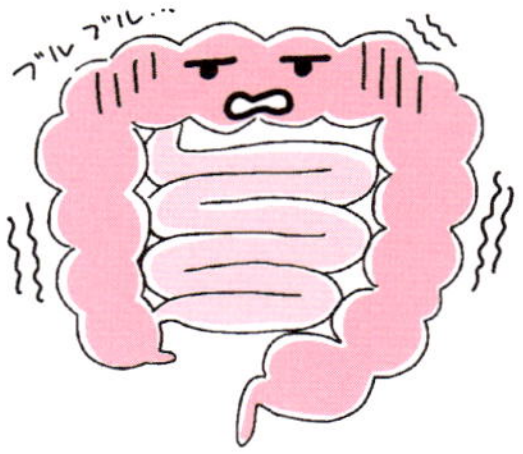

チェックの数……計　　　個

3個以上あったら
「冷え腸」かも!?

冷え腸にオススメの食べ物・栄養

オリーブオイル☞p.40
ココア☞p.72
スパイス☞p.78

老化腸の3つのタイプ③ 腸内フローラが悪化した「隠れダメージ腸」

人間の腸には１００種類以上、１００兆個以上もの腸内細菌がすみついていて、この集団のことを「腸内フローラ（腸内細菌叢《そう》）」といいます。フローラは「お花畑」という意味のギリシャ語。細菌がびっしりと群れ集まっている様子を表現しています。

細菌には、体によい作用をする善玉菌、多すぎると不調の原因になる悪玉菌、その他の日和見《ひよりみ》菌があって、健康のためにはこれらの細菌のバランスが整っていることが大事です。悪玉菌が増えると、便秘や下痢などが起きやすくなったり、毒素や発がん物質をつくりだすなど、不調や病気の原因となってしまいます。

最近特に気になっているのは、**これまで便秘などの腸のトラブルを自覚していなかったにもかかわらず、内視鏡検査をすると、ポリープや大腸がんが見つかったり、腸の状態が悪化している人が多い**ことです。

こういった**「隠れダメージ腸」の人は、腸内細菌のバランスがくずれて、腸内フローラが悪化しているのかもしれません。**食事を整えることはもちろんですが、ストレスを少なくし、適度な運動と規則正しい生活リズムも大事です。

✓CHECK LIST

隠れダメージ腸チェックリスト

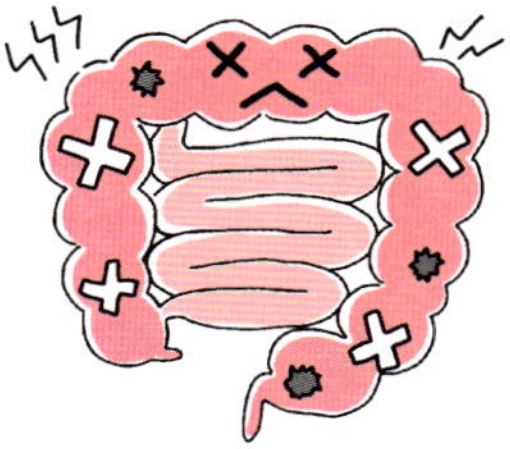

- □ 朝食は抜くか、飲み物だけが多い
- □ 基本的に小食だ
- □ 魚より肉が好き
- □ 野菜、きのこ、海藻はあまり食べない
- □ 下腹部がポッコリ出ている
- □ 水分はあまりとらない
- □ 夕食は夜９時以降にとることが多い
- □ 最近ダイエットをした、または現在している
- □ 食事を外食やコンビニ食ですますことが多い
- □ 定期的な運動はしていない
- □ 昼夜逆転など不規則な生活を続けている
- □ ストレスを感じることが多い
- □ 睡眠時間は６時間未満が多い

チェックの数……計　　　個

3個以上あったら
「隠れダメージ腸」かも!?

隠れダメージ腸にオススメの食べ物・栄養

オリーブオイル☞ p.40
植物性乳酸菌☞ p.48
グルタミン☞ p.56
マグネシウム☞ p.62
オリゴ糖☞ p.66
魚☞ p.90

停滞腸

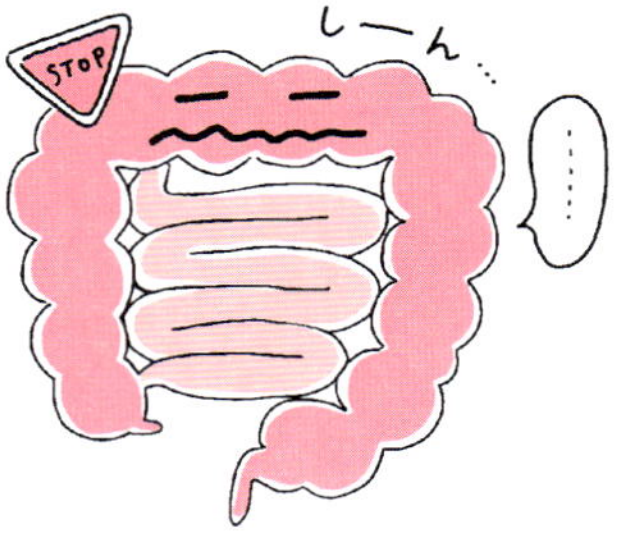

冷え腸

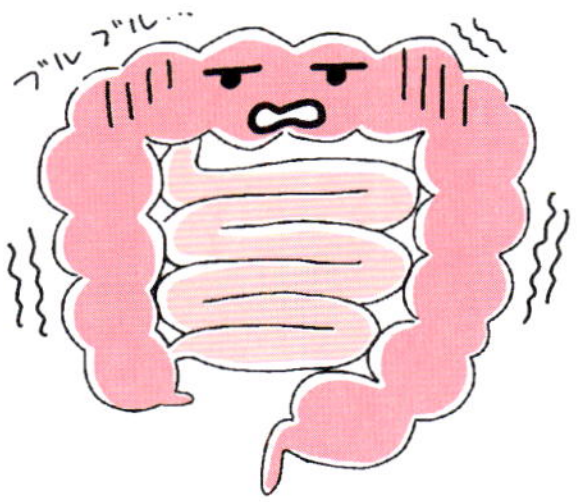

隠れダメージ腸

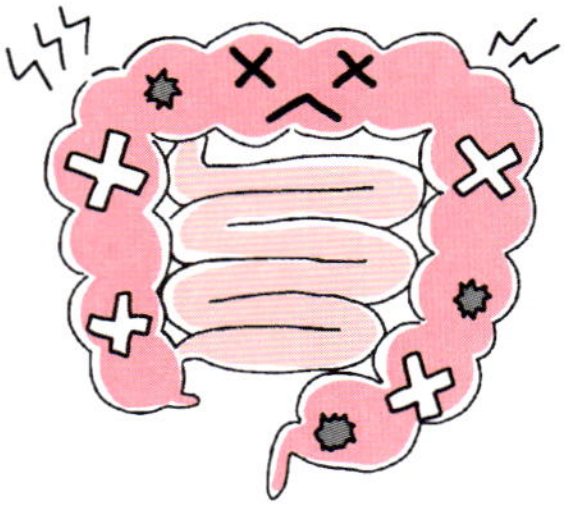

「若返るための食事」
を始めましょう!

Chapter

2

専門医がすすめる若返るための食べ物・栄養

腸を掃除してキレイにしてくれる「食物繊維」

食物繊維は、人の消化酵素では消化されずに小腸を通って大腸まで届く成分のこと。

「栄養はないけれど、便のかさを増やすためには欠かせない成分」ともいえます。消化されずに、便のかさを増し、水を含んだやわらかい便にして、排便をスムーズにしてくれます。また、水に溶けるとゲル状になり、有害成分をくっつけて便といっしょに体の外へ排出します。

つまり、**食物繊維が足りないと排泄・解毒がうまくいかず、便秘になったり、有害な物質が体にたまって不調の元になってしまうのです。**

食物繊維が注目されたきっかけは、イギリス人医師の研究です。便秘や大腸がんが極端に少ないアフリカ人の便の量はイギリス人の5倍以上であることに着目し、「消化されやすい食事ばかりしていると、消化されたあとのカスが長く大腸にとどまってなかなか排泄されず、結果として大腸がんなどの病気になりやすい」と発表しました。

現在ではさらに、血糖値の上昇を抑える、コレステロール濃度を下げる、心筋梗塞を予防するなど、次々と体によい作用が明らかになっています。

食物繊維はこんなにスゴイ！

- コレステロールの吸収を抑える
- 血糖値の上昇を抑えて糖尿病を予防する
- 排便を促して便通をよくする
- 善玉菌を活性化させて腸内環境を整える
- 大腸がんの原因となる胆汁酸を排出する
- ナトリウムを排出して血圧の上昇を抑える
- ダイオキシンなどの有害物質を排出する
- 心筋梗塞や動脈硬化も予防する
- 腸内をゆっくり移動して食べすぎを防ぐ
- 低カロリーの食品が多く肥満を防ぐ

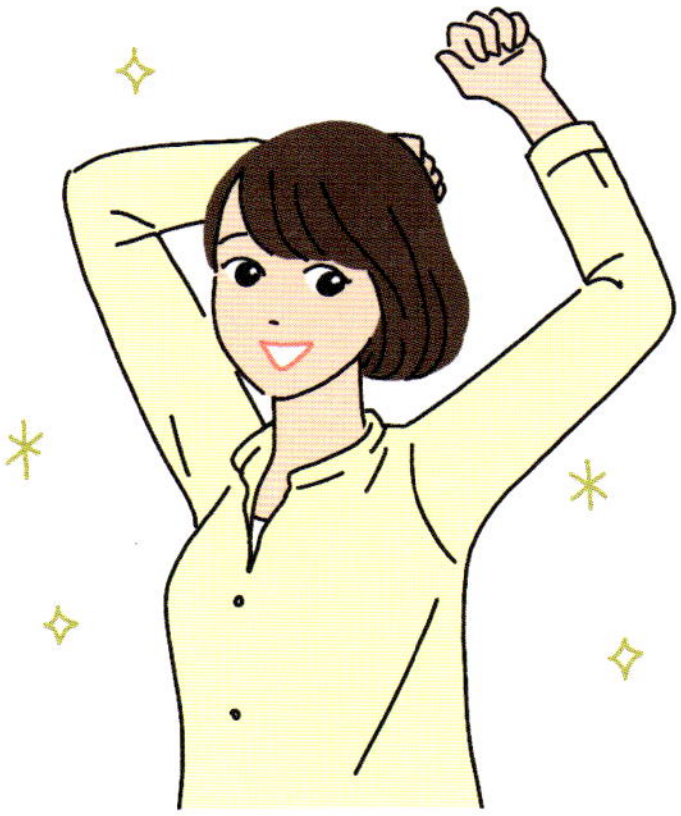

とり方を間違えると便秘が悪化？ ポイントは「水溶性食物繊維」

食物繊維には、野菜などに含まれる「不溶性」と、熟した果物や海藻類などに含まれる「水溶性」があります。不溶性食物繊維は便のかさを増やすにはよいのですが、水に溶けないためにお腹のなかでふくらみ、また腸内の水分を吸収してしまうため、とりすぎると便が硬くなって、かえって便秘の原因になってしまいます。

これを補ってくれるのが水溶性食物繊維です。水に溶けやすいので、腸内へ水を引っぱって便をやわらかく出しやすくしてくれます。ゲル状になってゆっくりと移動することで、腸壁を刺激してぜん動運動をうながす、血糖値の上昇を抑える、強い粘度で有害物質をくっつけて体外に排出してくれるのも水溶性食物繊維の働きです。

食物繊維というと野菜などの不溶性を思い浮かべやすいですが、それだけでは本来の効果が発揮できません。**海藻や果物などの水溶性食物繊維を意識してとりましょう。**

慢性便秘の患者さんに食物繊維をさまざまな割合で食べてもらったところ、水溶性7g、不溶性14gの割合が排便にもっともよい結果が出ました。このため私は、**水溶性と不溶性を1対2の割合でとることをオススメしています。**

食物繊維には水溶性と不溶性の2種類がある

▶ 水溶性食物繊維

水に溶ける食物繊維。腸内へ水を引っぱって、便をやわらかく出しやすくしてくれます。果物、海藻類などに多く含まれます。

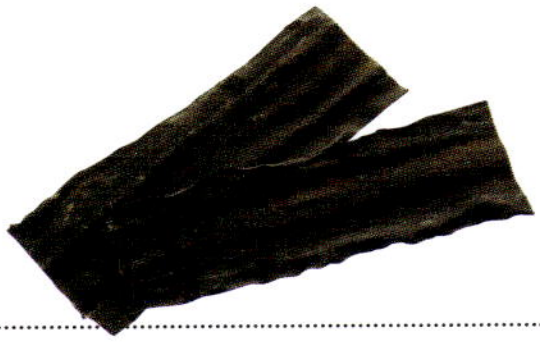

昆布

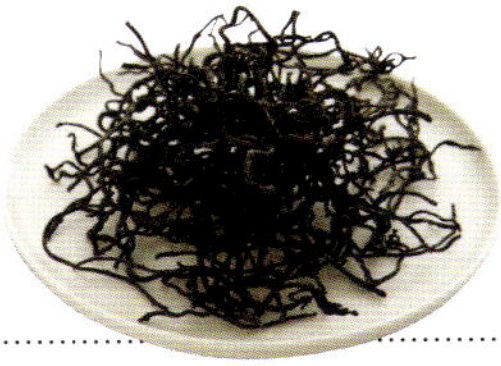

ひじき

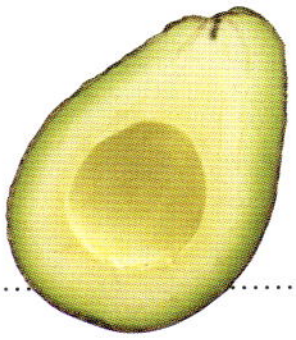

アボカド

▶ 不溶性食物繊維

水に溶けない食物繊維。便のかさを増しますが、とりすぎると便が硬くなって便秘の原因になることも。豆類、穀類、野菜、いも類などに多く含まれます。

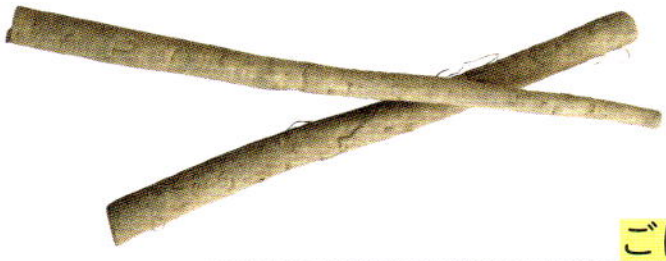

ごぼう

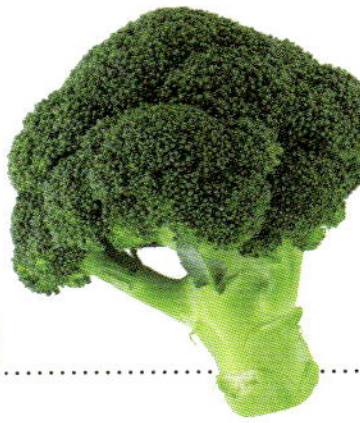

ブロッコリー

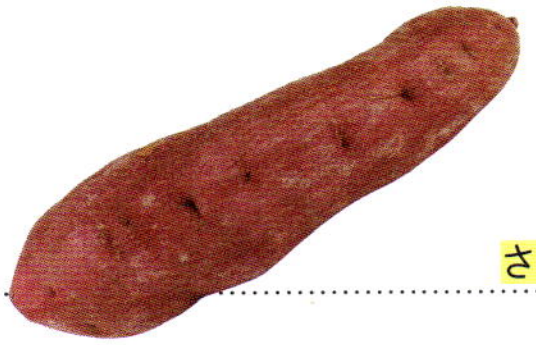

さつまいも

水溶性と不溶性の割合=1対2がベスト！

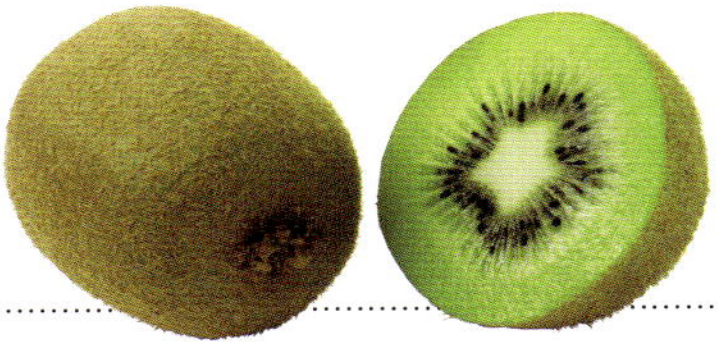

キウイ

この比率で食物繊維を含む「キウイフルーツ」が特にオススメ！

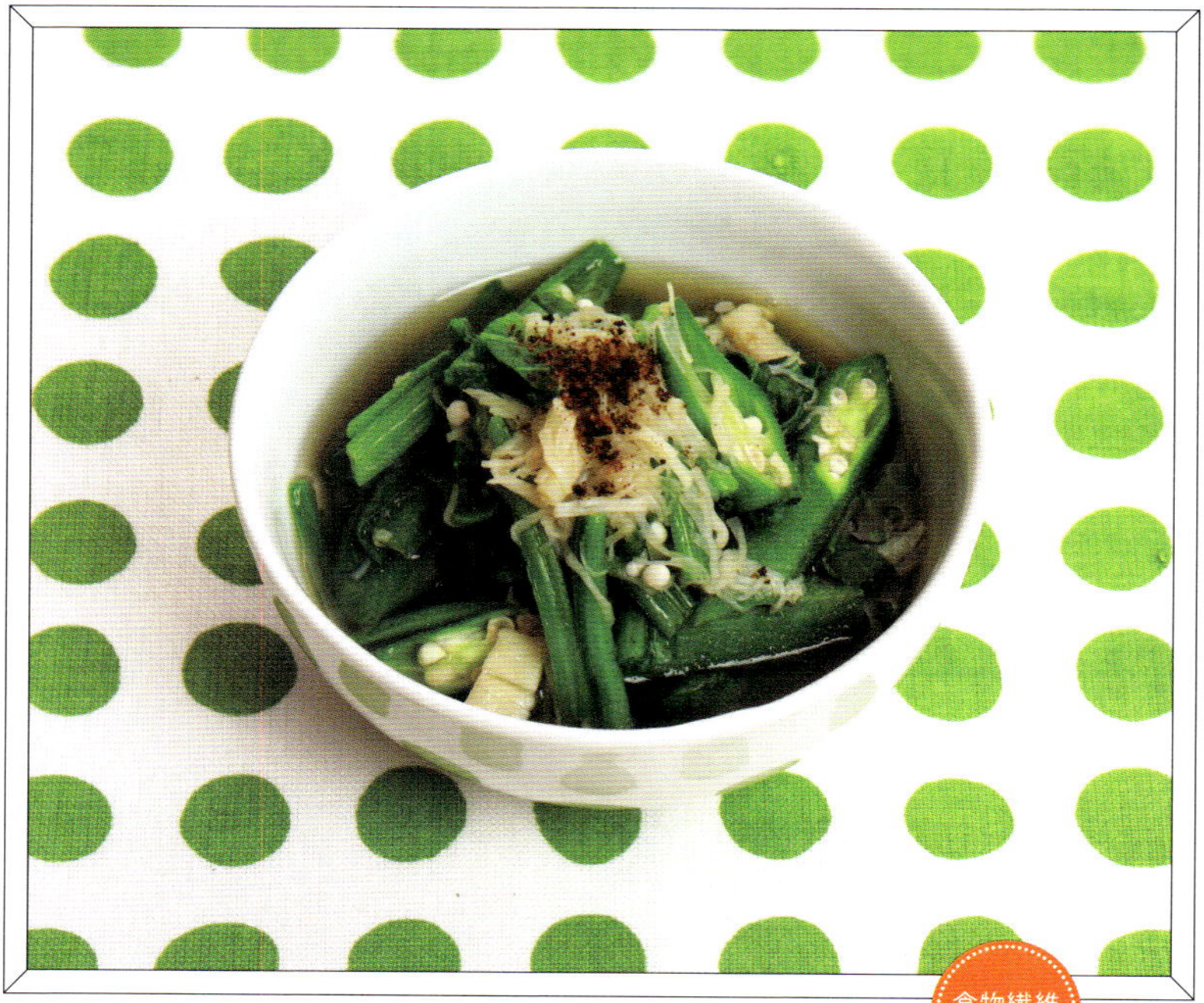

食物繊維
4g

サッとできて栄養満点!

オクラとほうれん草の煮びたし

材料(1人分)

ほうれん草……1/4束
オクラ……5本
しょうが(薄切り)……2枚
ほたて貝柱(缶詰)……30g
酒・みりん・しょうゆ……各小さじ1
塩……小さじ1/4
七味唐辛子・黒こしょう(好みで)

作り方

①ほうれん草は5cm に切る。オクラはヘタをとって 1/2 〜 1/3 に切る

②鍋に水 1/2 カップ、しょうが、調味料を入れ、ほたて貝柱を缶汁ごと加えて中火にかける。

③沸騰したら、ほうれん草の茎とオクラを加える。ふたたび沸騰したらほうれん草の葉を加え、全体を混ぜて火を通す。

④好みで七味唐辛子や黒こしょうをかける。

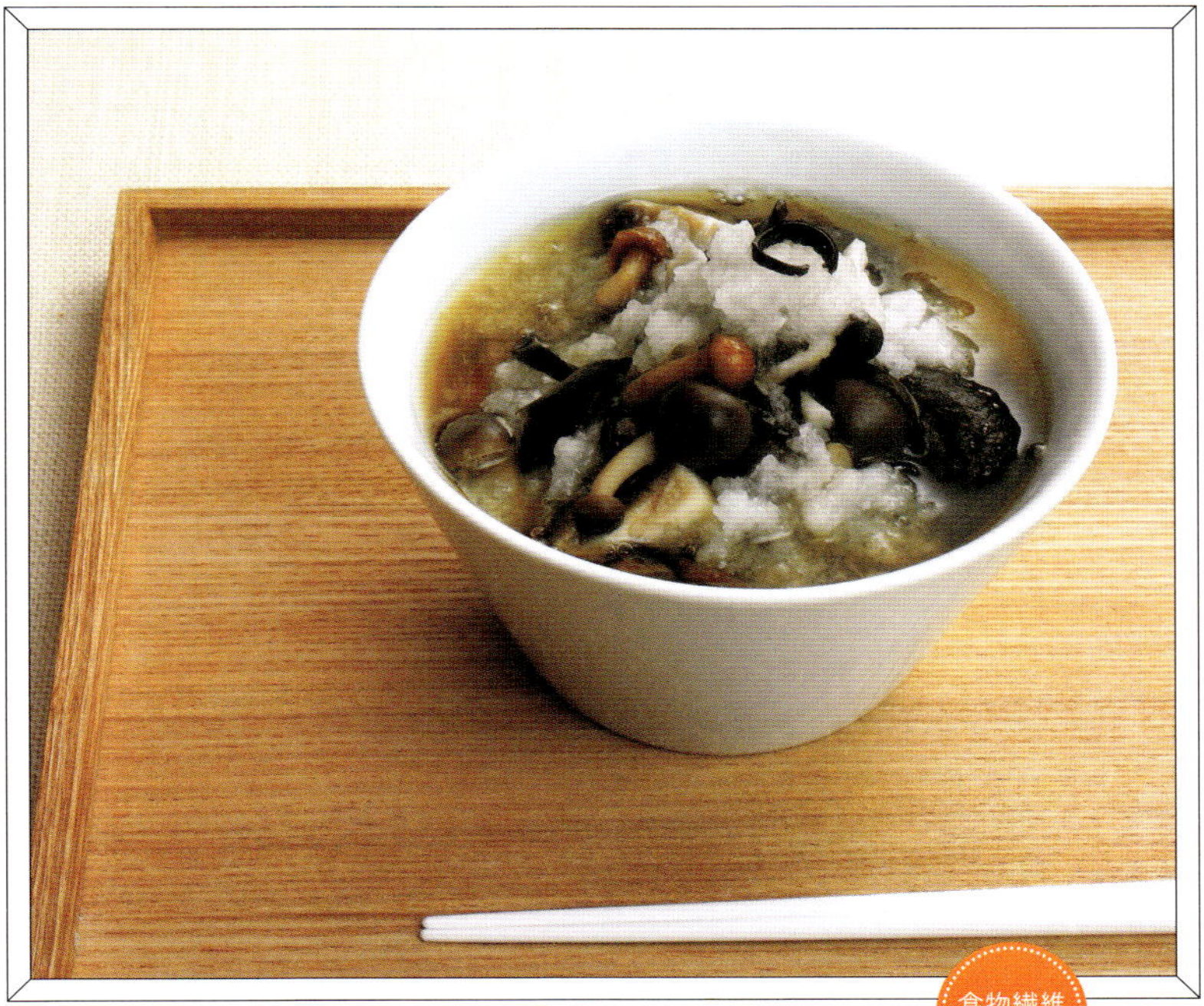

食物繊維
9.7g

1 品で 10g 近い食物繊維が！

きのこのおろし煮

材料（1人分）

きくらげ（乾燥）……2g
しいたけ……3枚
しめじ……1/2パック
エリンギ……1本
なめこ……1/2パック
大根……3cm
だし汁……1カップ
酒……小さじ2
みりん・しょうゆ……各小さじ1
塩……小さじ1/2

作り方

①きくらげは水で戻してせん切り、しいたけは薄切り、しめじは小房に分ける。なめこはさっと洗う。エリンギは縦半分にしてから 2 ～ 3 つに切る。

②大根はおろして水分を切っておく。

③鍋にきくらげ、だし汁、調味料を入れて火にかけ、沸騰したらふたをして弱火にし、5 分ほど煮る。もう一度沸騰させ、すべてのきのこを加える。

④きのこがしんなりしたら火を止めて器に盛り、大根おろしとあえる。

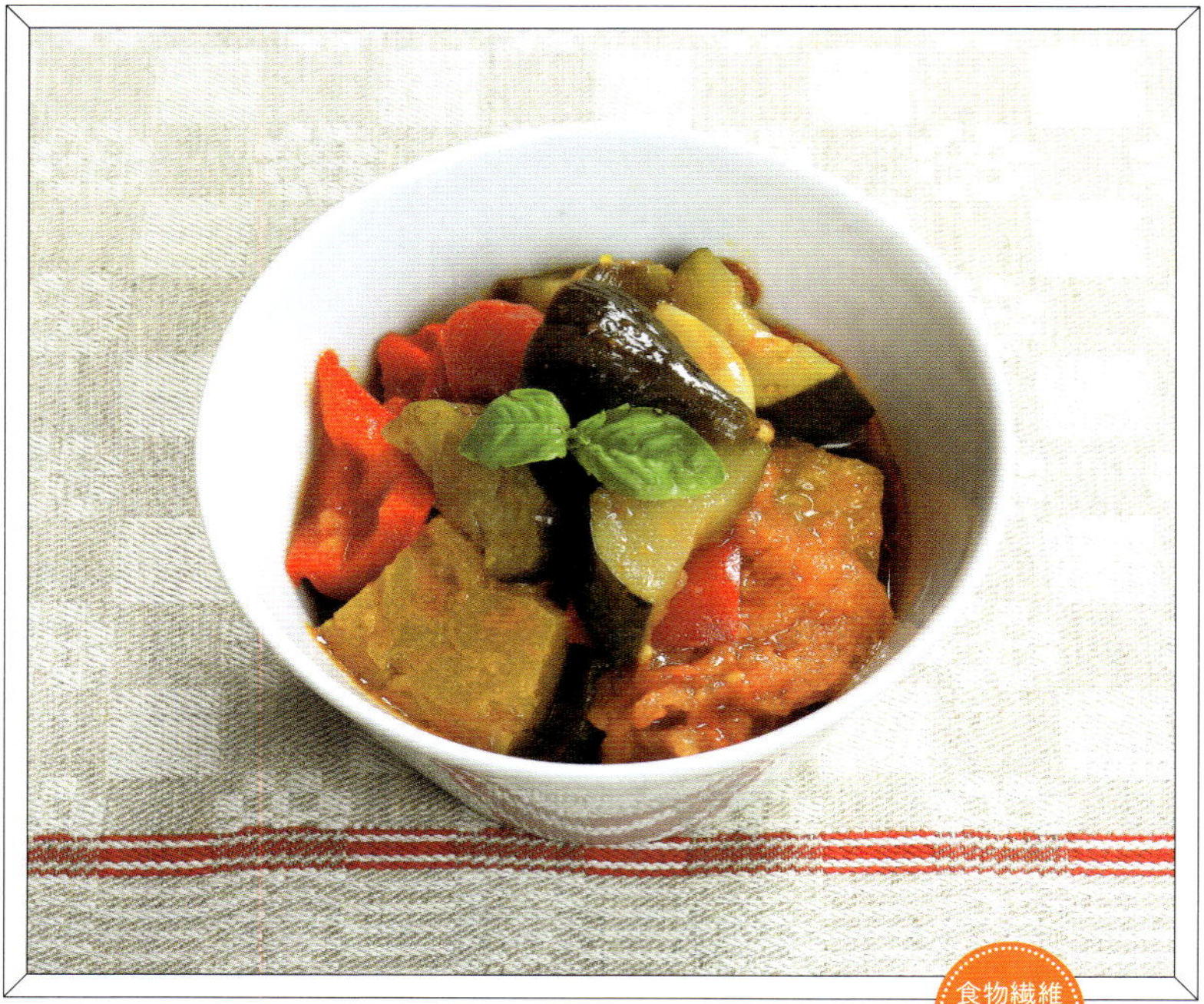

食物繊維
5.2g
(1人分)

夏野菜をいっぺんに

ラタトゥイユ風なすの蒸し煮

材料(4人分)

なす……4本
ズッキーニ……1本
玉ねぎ……1個
赤パプリカ……2個
かぼちゃ……小1/8個
トマト……小1個
にんにく(つぶす)……1かけ
トマトの水煮(缶詰)……1/2缶
バジル(またはローリエ)……1枝
オリーブオイル……大さじ1
塩・こしょう……各少々

作り方

①なすは2cm幅の半月切りにして、あく抜きをする。ズッキーニは2cm幅の半月切り、玉ねぎ、赤パプリカ、かぼちゃ、トマトは一口大に切る。

②厚手の深鍋に①、にんにく、トマトの水煮、バジル、オリーブオイル、塩少々を入れ、ふたをして中火にかける。

③沸騰したら弱火にして、蒸し煮にする。野菜に火が通ってやわらかくなったら火を止め、塩・こしょう各少々で調味する。

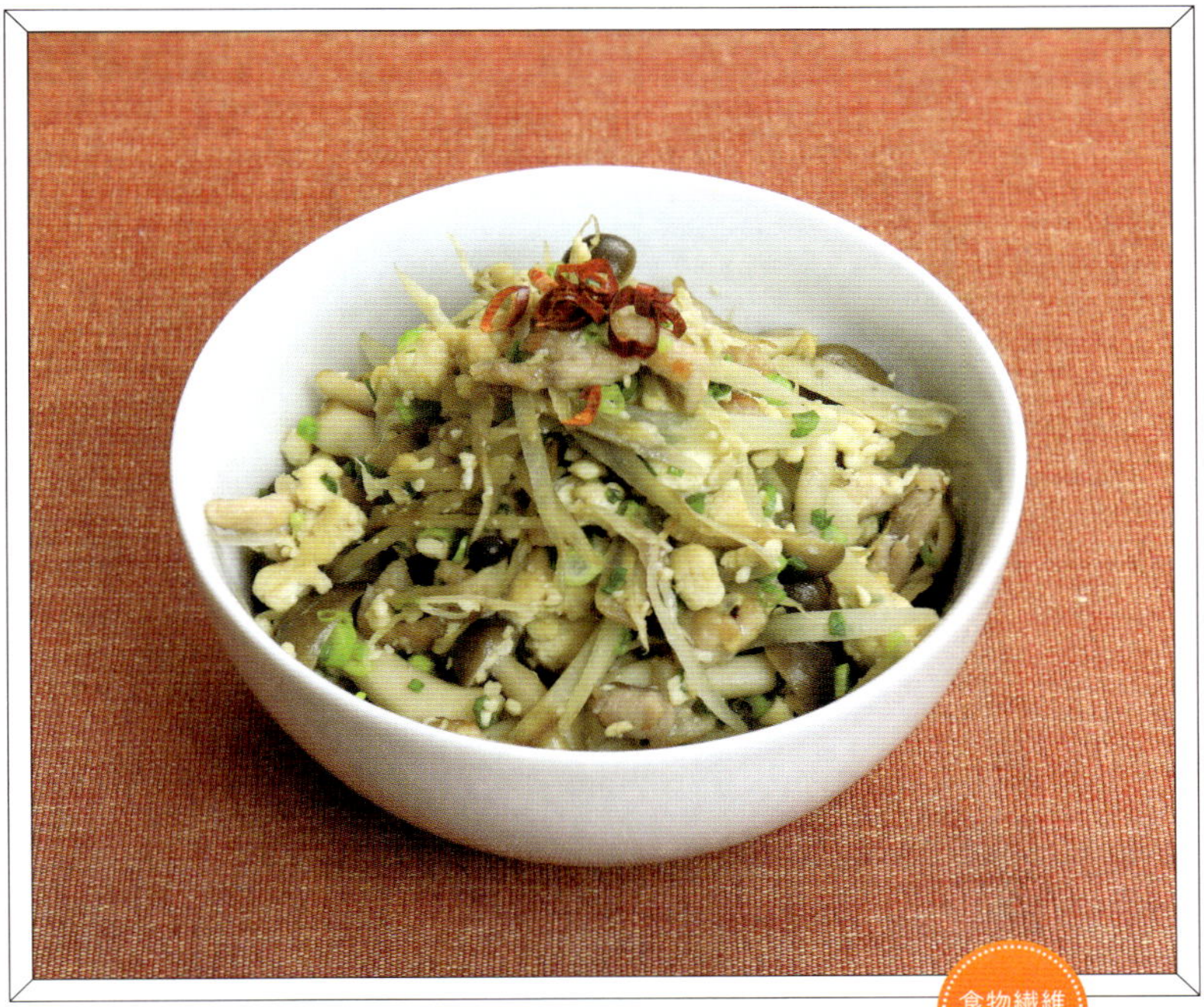

食物繊維
6.5g

食べごたえもたっぷり

豆腐ごぼう炒め

材料（1人分）

木綿豆腐……1/4丁
ごぼう……1/4本
しめじ……1/2パック
豚もも肉……30g
片栗粉……小さじ1/4
ごま油……適量
唐辛子（輪切り）……1本分
酒・みりん……各大さじ1/2
しょうゆ……小さじ1
塩……少々
万能ねぎ……2本

作り方

①豆腐は水切りをしておく。ごぼうはささがきにして、あく抜きをする。しめじは小房に分ける。豚肉は1cm長さに切って、塩少々と片栗粉をまぶす。

②フライパンにごま油と唐辛子を入れて中火にかける。香りが出てきたら豚肉を加え、焼き色がついたらごぼうとしめじを加える。

③ごぼうがしんなりしてきたら豆腐をくずしながら入れ、酒・みりんを加える。

④水分がなくなったら、しょうゆ、塩で味をととのえ、火を止めて万能ねぎの小口切りを混ぜる。

バナナ2本以上の食物繊維がとれる「キウイフルーツ」

果物や野菜には食物繊維がたくさん含まれているものが多いですが、なかでもダントツのおすすめはキウイフルーツです。**100g（約1個分）に2・5gもの食物繊維が含まれていて、これはバナナ2本分以上と同じ**です。しかも**その内訳は水溶性が0・7で、不溶性が1・8。1対2の理想的なバランス**です。

以前、排便が毎日はない便秘気味の中学生・高校生とその母親498組に、キウイフルーツを1日1個、2週間食べてもらったことがあります。その結果、約7割の方が排便が1日1回（なかには2回以上の人も！）になり、驚きの便通改善効果が確認できました。

キウイフルーツには食物繊維のほかにも、ファイトケミカル、ビタミンC、ビタミンE、カリウム、葉酸など、体によい成分がたくさん含まれています。

なお、ここまでお話ししたのは、グリーンのキウイフルーツです。甘味の強い黄色いゴールドキウイは、グリーンのものに比べて食物繊維はやや少なくなりますが（1・4g）、ビタミンCとEがたくさん含まれています。

キウイフルーツ(100g中)の栄養

ビタミンE 1.3mg
(抗酸化作用)

ビタミンC 69mg
(抗酸化作用・疲労回復・美肌)

食物繊維 2.5g
(バナナ2本分以上!)

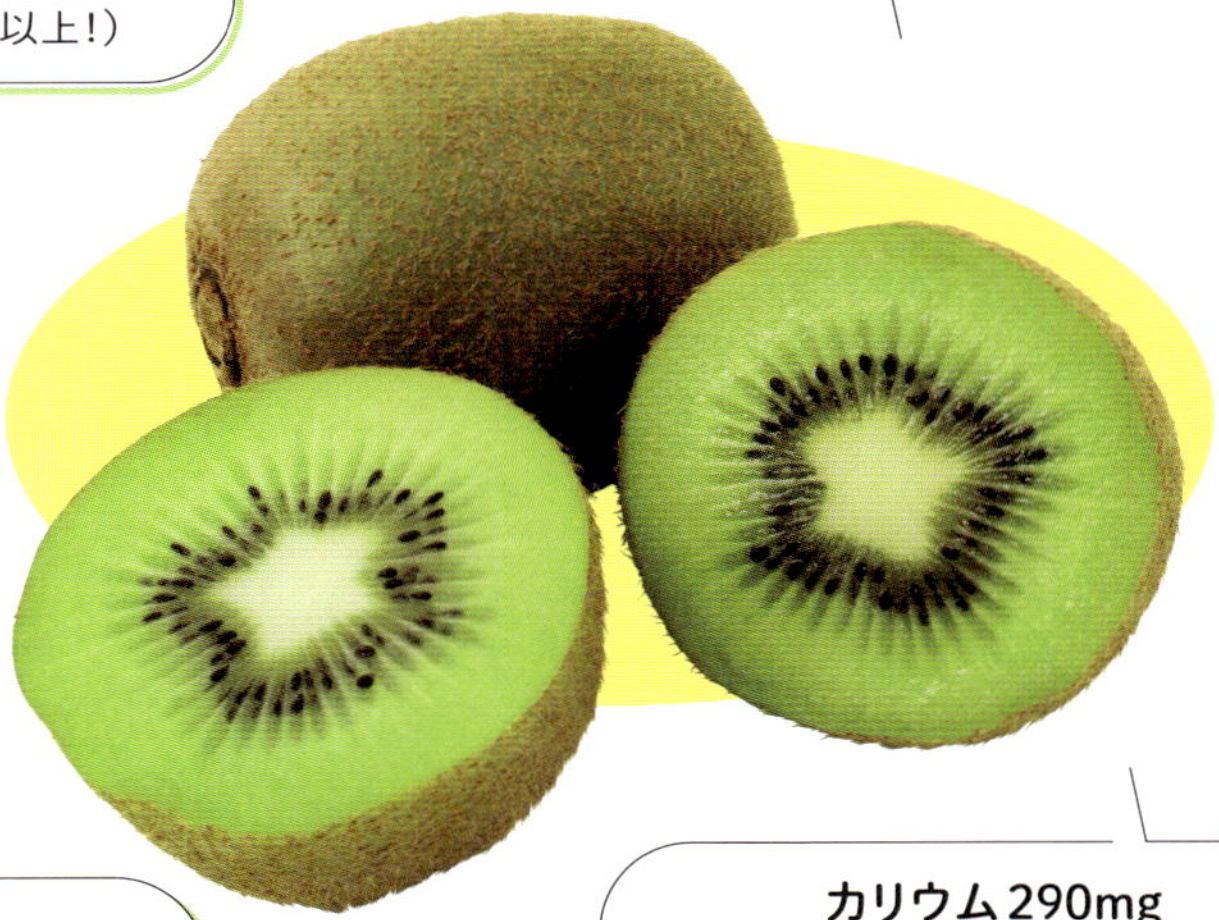

葉酸 36ug
(造血のビタミン)

カリウム 290mg
(ナトリウムを排泄して高血圧に効果)

豊富なファイトケミカル
(抗酸化作用、がん予防など)

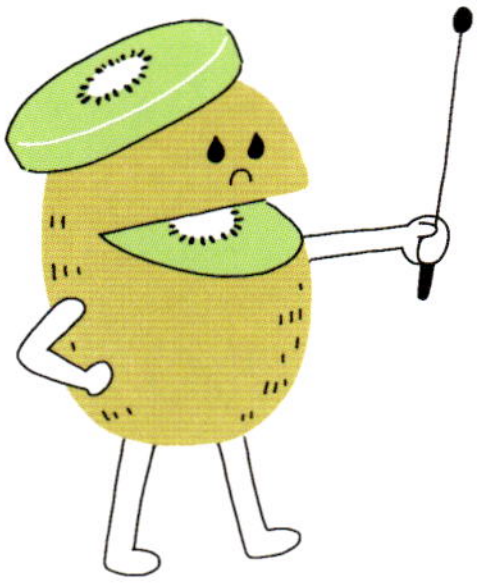

1日1個、2週間で
便秘が改善!

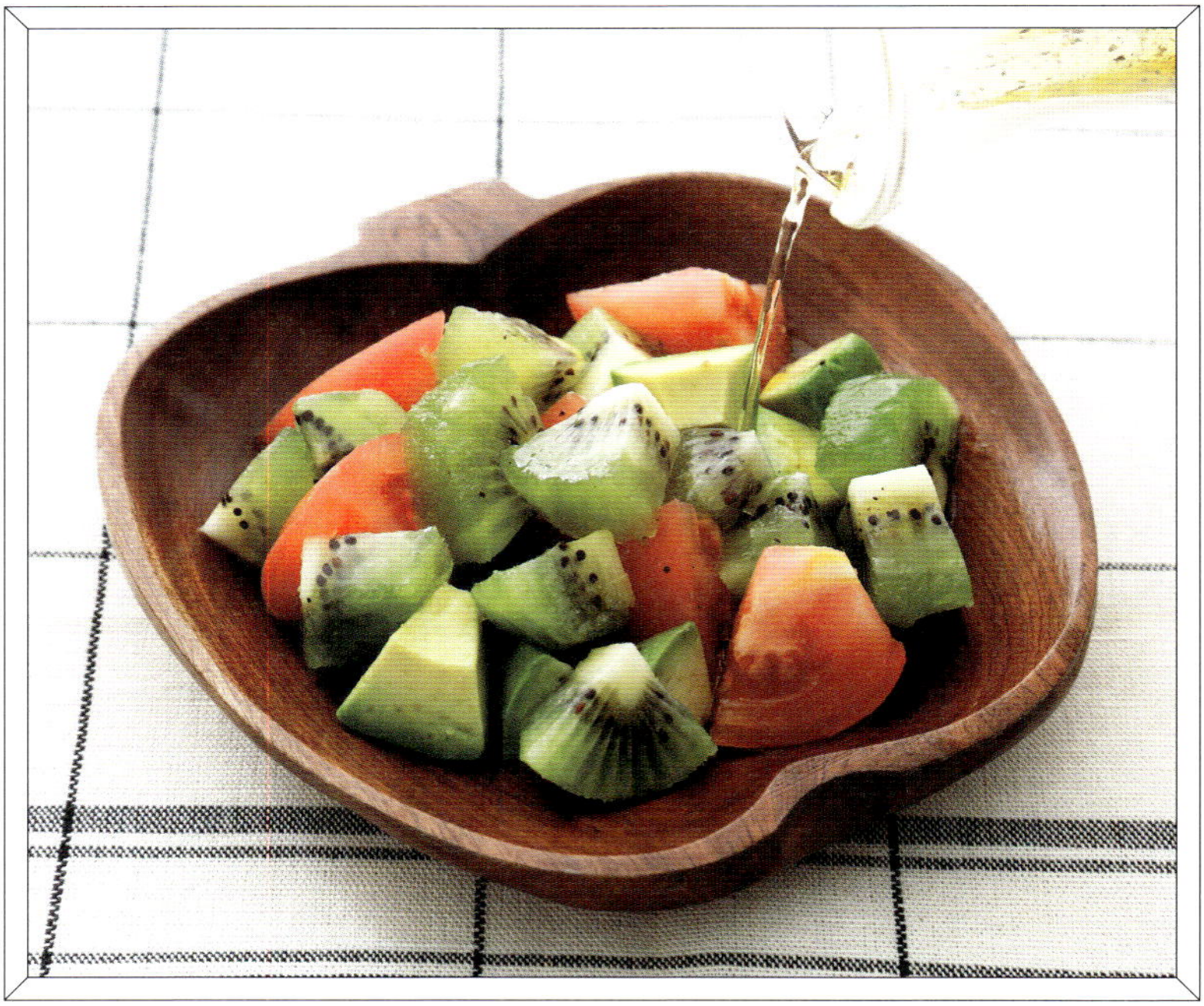

栄養価の高いアボカド、トマトといっしょに

キウイのサラダ

材料（1人分）

キウイフルーツ……1個
アボカド……1/4個
トマト……1/2個
ドレッシング
　オリーブオイル……小さじ2
　酢……小さじ2
　塩・こしょう……少々

作り方

①キウイフルーツ、アボカドは皮をむいて角切り、トマトも同じくらいの大きさに切る。

②ドレッシングの材料を合わせてよく混ぜ、器に盛った①にかけていただく。

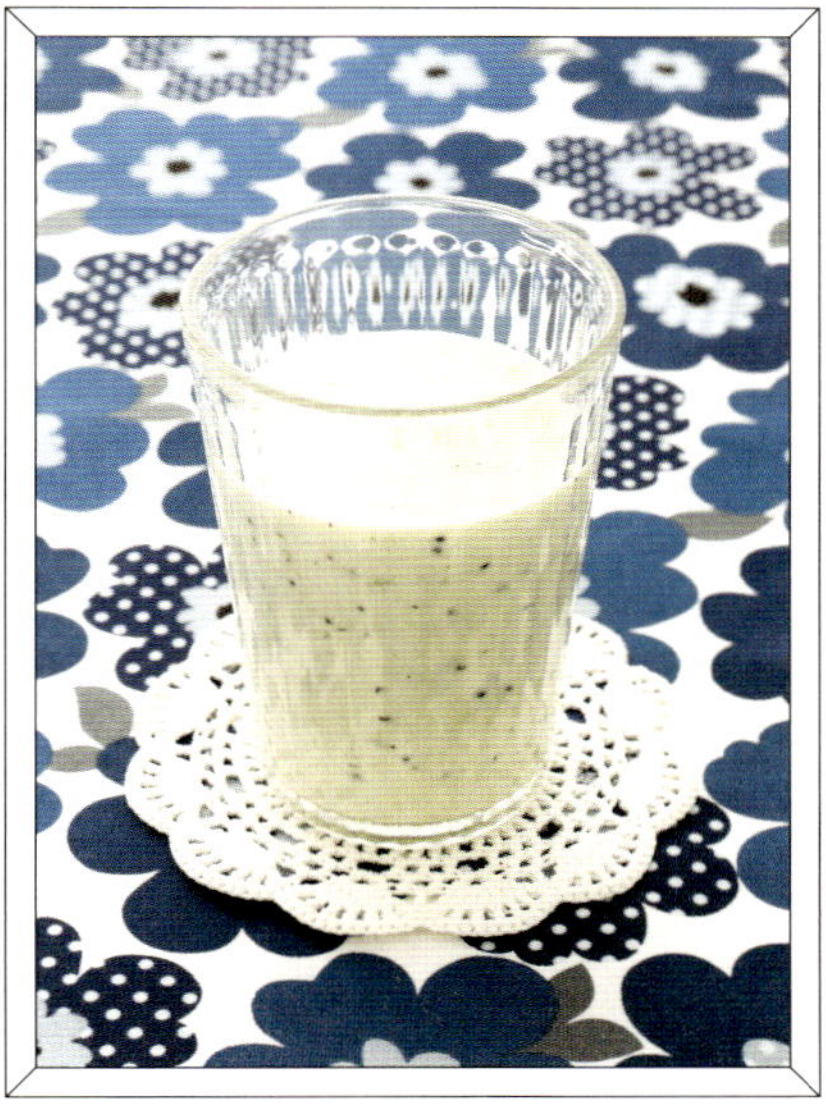

腸を動かす食材を合わせて

キウイのヨーグルトスムージー

材料（1 杯分）

キウイフルーツ……1個
ヨーグルト……大さじ3
豆乳……100ml
オリゴ糖……大さじ2

作り方

①キウイフルーツは皮をむいて適当な大きさに切る。

②すべての材料をミキサーに入れて混ぜる。

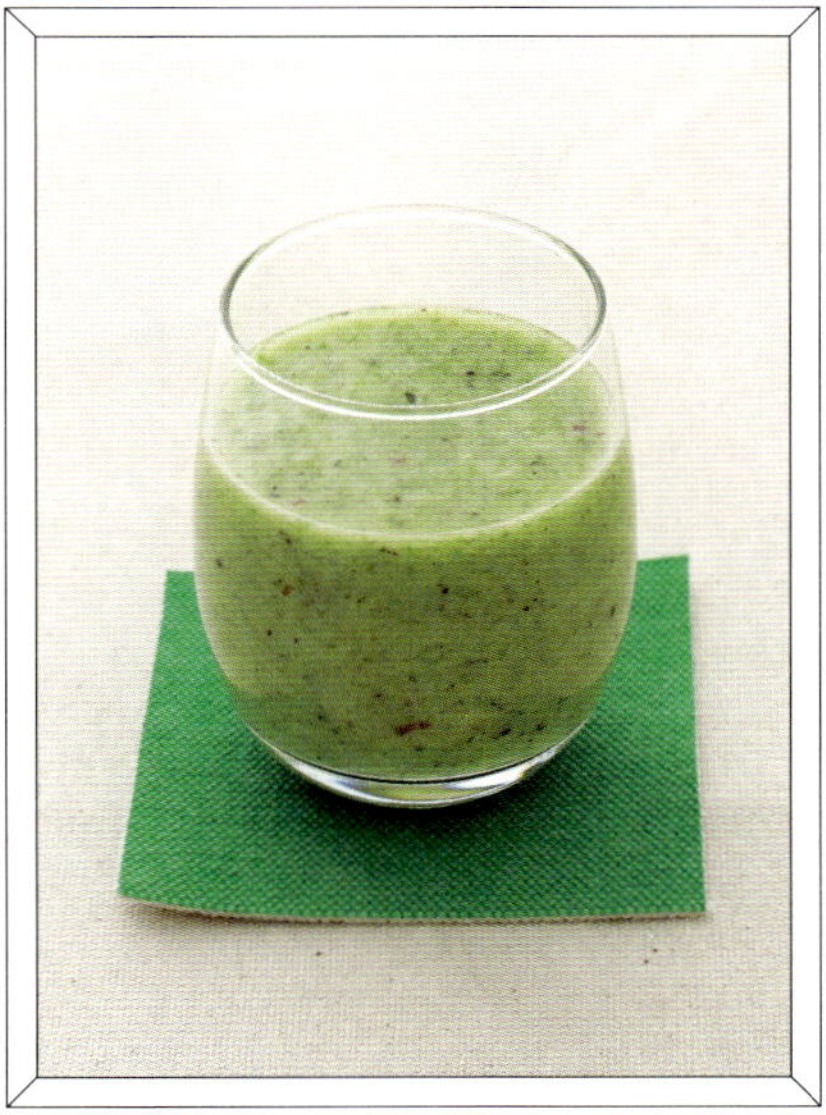

フルーツの酸味がさわやか

キウイとりんごのスムージー

材料（1 杯分）

キウイフルーツ……1/2個
りんご……1/4個
レタス……1枚
水……100ml
オリーブオイル……大さじ1/2

作り方

①キウイフルーツは皮をむいて、りんごは皮付きのまま、適当な大きさに切る。

②すべての材料をミキサーに入れて混ぜる。

水溶性食物繊維たっぷりの「スーパー大麦（バーリーマックス）」

オーストラリアで開発されたスーパー大麦（バーリーマックス）は大麦の一種で、100gあたりの食物繊維量は23gと、白米の約40倍！ **大麦β－グルカンという水溶性食物繊維をたくさん含んでいる**のが特徴です。また、食物繊維様の働きをする難消化性デンプンも多く含んでいます。

β－グルカンには、悪玉コレステロール値を下げる、糖質の吸収を抑え食後の血糖値の上昇を抑える、満腹感を維持するなどの働きがあります。

さらに、**スーパー大麦を朝食で食べると「セカンドミール効果」といって、糖質の吸収を抑える働きが次の食事まで続くため、ダイエットはもちろん糖尿病予防にも効果を発揮します。**

ごはんは、白米だけでなく、スーパー大麦を混ぜて麦ごはんにしていただきましょう。茶碗1杯で約4・6gの食物繊維をとることができます。スーパー大麦が手に入りにくいという方は、同じように大麦β－グルカンがたくさん含まれているもち麦や押し麦で代用してください。

スーパー大麦の食物繊維は白米の約40倍！

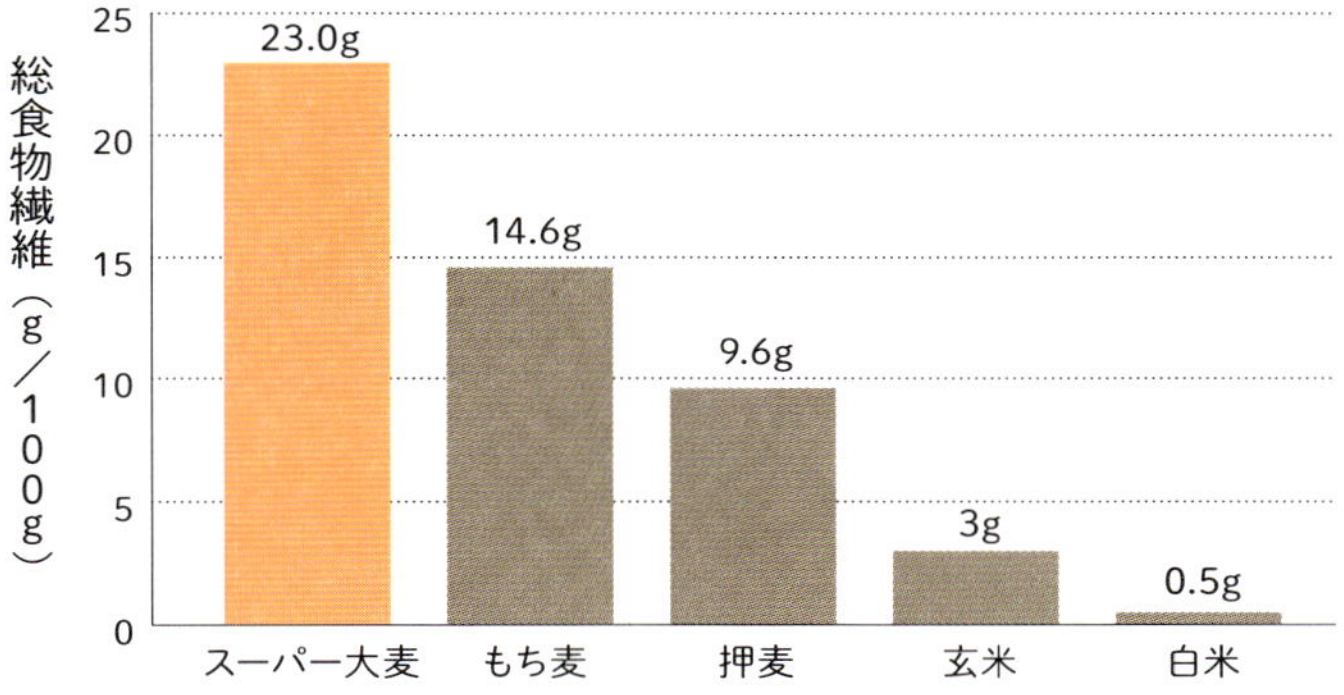

スーパー大麦バーリーマックス、もち麦／（一財）日本食品分析センター分析値
押麦、玄米、白米／日本食品標準成分表2015

Recipe

スーパー大麦
レシピ

毎日食べたい！

スーパー大麦ごはん

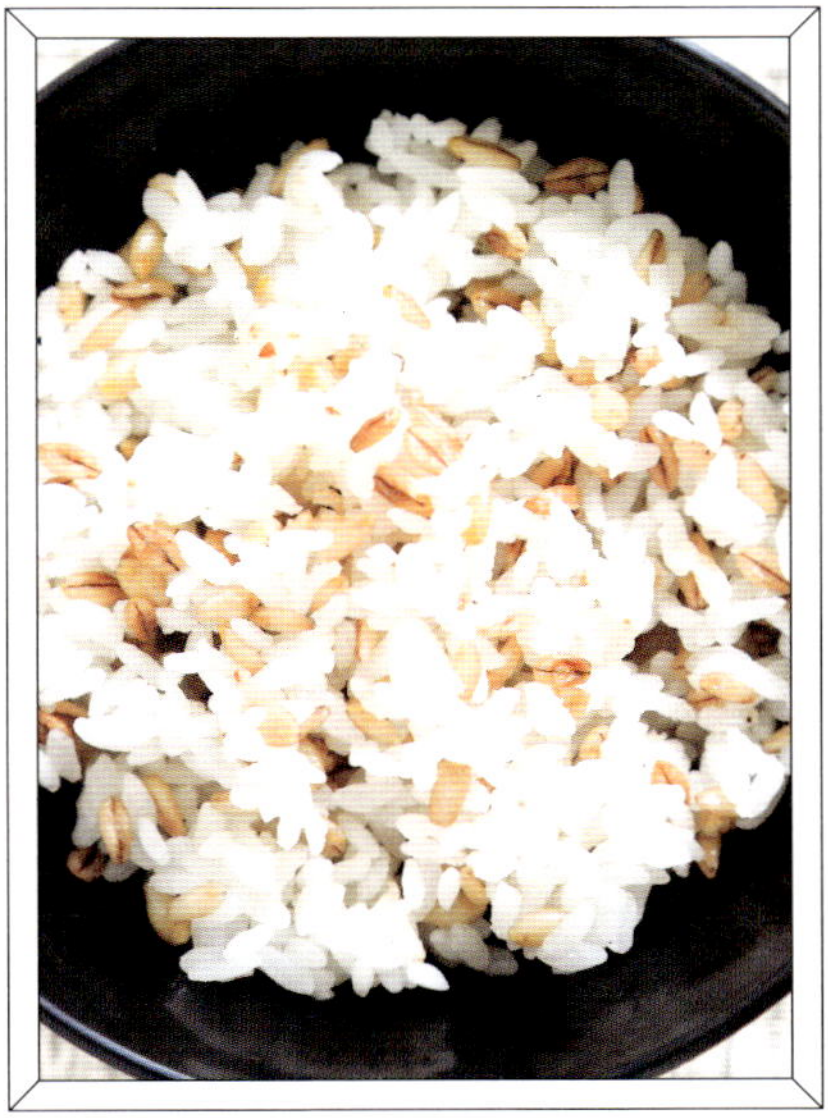

材料（2人分）

米……1合
スーパー大麦……大さじ4
水……米を炊く分の水
　　　+スーパー大麦分の水80ml

作り方

①米を研いで炊飯器に入れる。

②炊飯器に1合の目盛りまで水を入れる。

③スーパー大麦とスーパー大麦分の水を入れる。

④炊飯する。

*スーパー大麦は研ぐ必要はありません。

食物繊維豊富で低カロリー。ガンを抑え、デトックスにもなる「寒天」

食物繊維の目標量は1日あたり女性18g以上、男性20g以上。でも実際は20代女性で11・8g、30代女性で12・5gと、かなり少なくとどまっています。

そこで食物繊維をたくさんとるのに、キウイフルーツ、スーパー大麦と並んでオススメしたい食材は「寒天」です。寒天は、海草であるテングサやオゴノリを原料にした日本の伝統食。**乾燥重量の約8割が食物繊維で、これはすべての食品のなかで最高の含有量。このうちのほとんどは水溶性食物繊維**です。

寒天はカルシウムやマグネシウム、鉄などのミネラルも豊富です。また、**寒天由来のアガロオリゴ糖にはがん抑制作用**があります。さらに抜群のデトックス作用も。寒天を肥満の糖尿病患者に食べてもらったところ、通常の食事療法のグループに比べて、血糖値や総コレステロール、血圧などのすべての値が改善し、体重も減少しました。

寒天は、食物繊維が多いうえにカロリーはとても低く、腹持ちのよいダイエットにぴったりの食品でもあります。左ページの「寒天を使った1日食物繊維25g超メニュー」はダイエットにオススメです。

寒天の種類

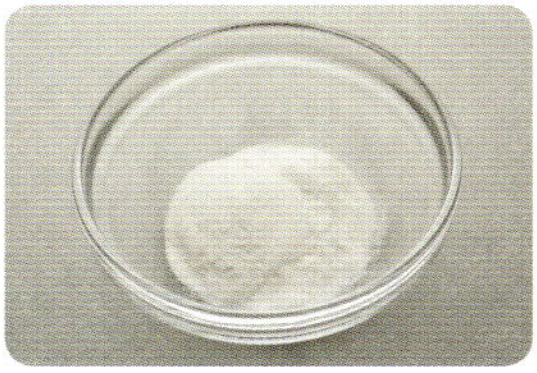

▶ **粉寒天**

粉末の寒天。少量の熱湯で溶かすと、ほかの材料と混ぜやすくなります。

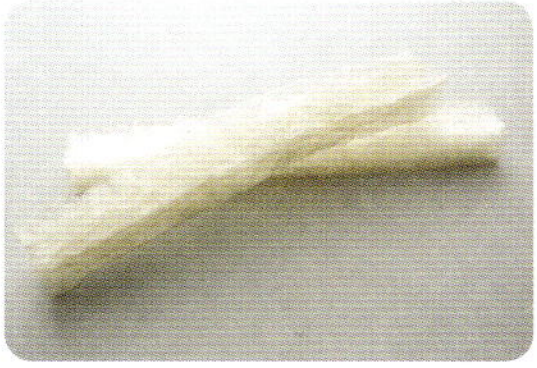

▶ **角寒天**

棒状の寒天。水やお湯で戻して、水ようかんやゼリー、その他さまざまな料理に使います。

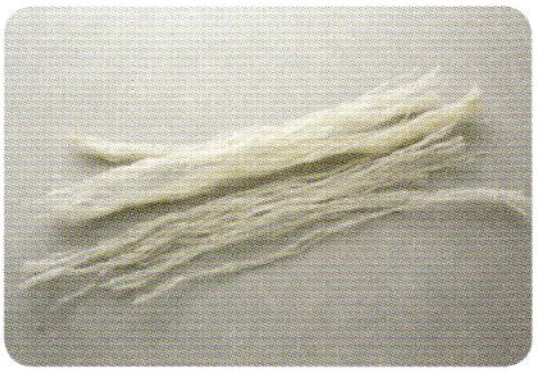

▶ **糸寒天**

糸状の寒天。サラダや酢の物に入れたり、麺に見立ててスープや鍋料理に加えたり。

寒天を使った1日食物繊維25g超メニュー

朝　食物繊維約 1.9g

寒天ドリンク（p.38.39）1杯
バナナ1本

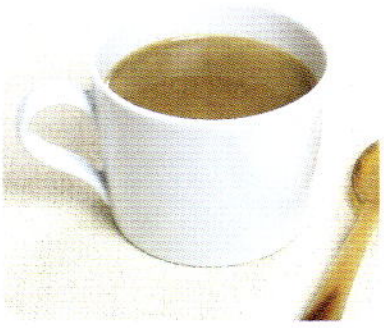

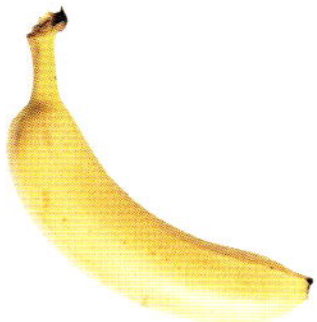

昼　食物繊維約 6.4g

寒天ドリンク1杯
スーパー大麦のおにぎり1個
キウイフルーツ1個

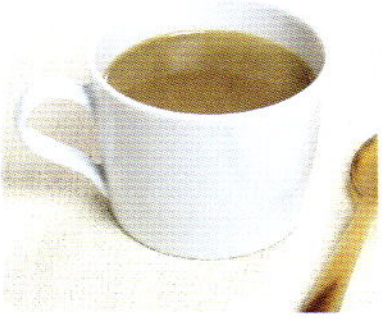

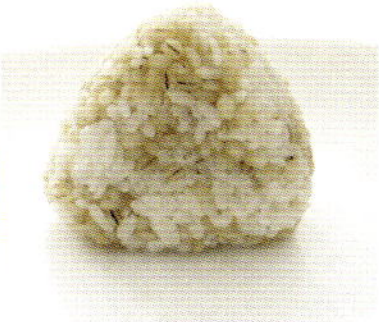

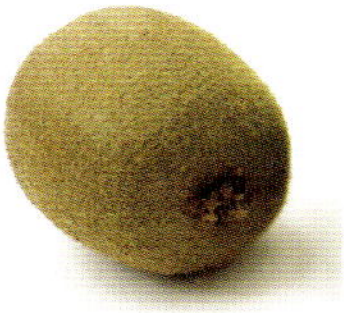

夜　食物繊維約 20g 以上

寒天ボールスープ（p.37）
スーパー大麦ごはん
食物繊維の多いおかず

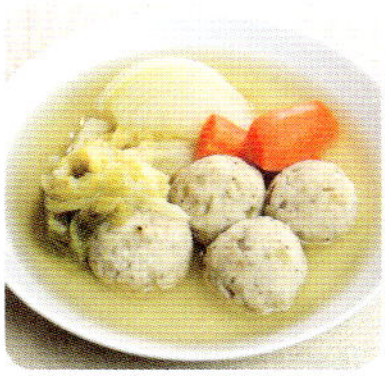

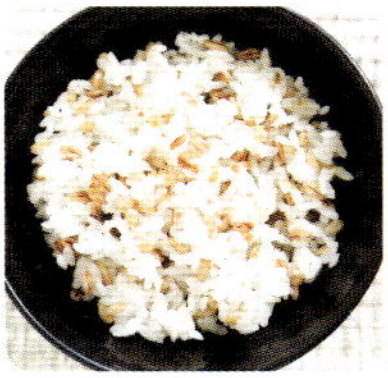

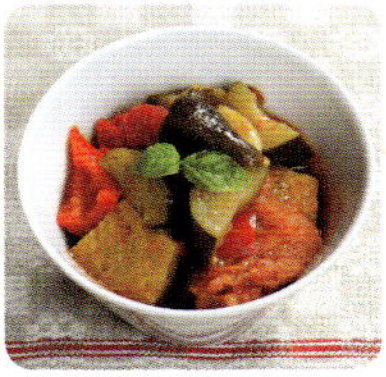

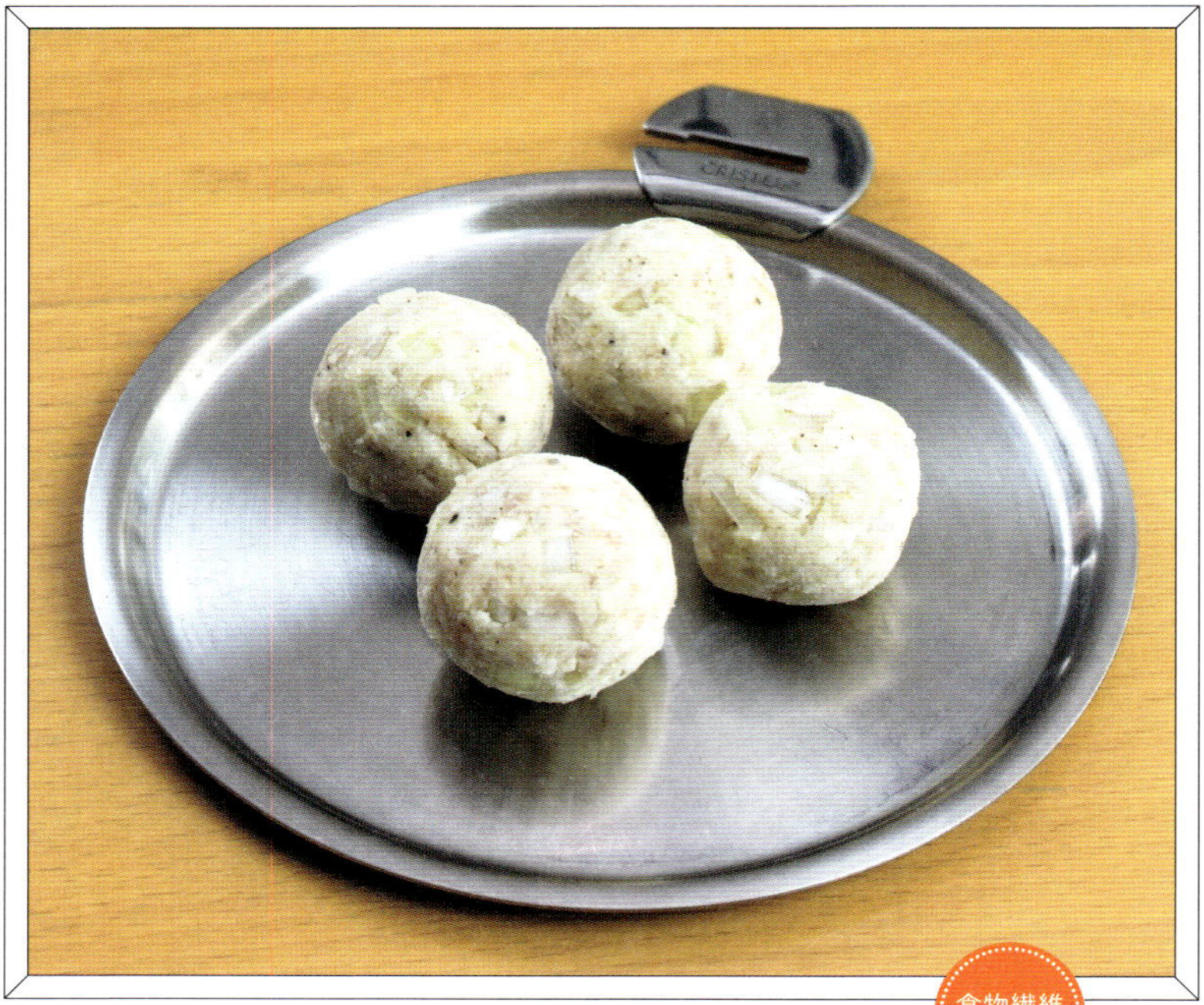

食物繊維
12g

たくさん作って冷凍保存もOK

寒天ボール

材料（1人分）

玉ねぎ……1/8個
鶏ひき肉……40g
おから（生）……40g
しょうが（すりおろし）……小さじ1
塩……少々
粉寒天……4g
片栗粉……大さじ1/2
オリーブオイル……小さじ1

作り方

①玉ねぎは粗みじん切りにする。ボウルに鶏ひき肉、おから、玉ねぎ、しょうが、塩を入れて混ぜ合わせ、レンジで3分加熱する。

②別のボウルに水40ml、粉寒天を入れ、レンジで1分半〜2分加熱する。

③①と②を合わせ、片栗粉、オリーブオイルを加えて混ぜ合わせる。粗熱がとれたら4等分して丸める。

④スープに入れて火を通す。

*少量の水（大さじ1程度）を加えながら丸めると、ふんわりと仕上がります。

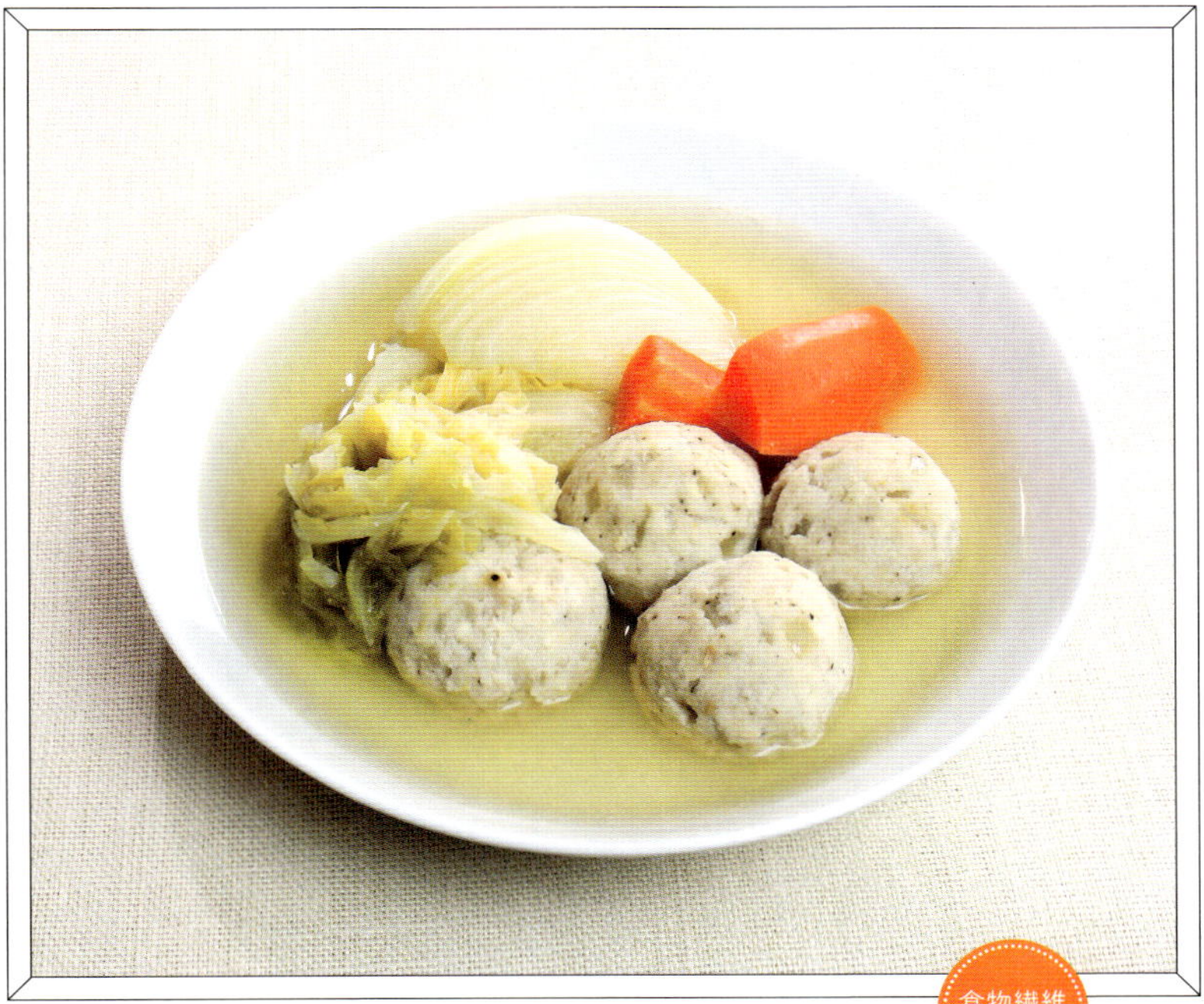

食物繊維
12g

野菜の食物繊維もいっしょに

寒天ボールのコンソメスープ

材料（1人分）

寒天ボール（p.36参照）
玉ねぎ……1/3個
キャベツ……1/8個
にんじん……小1/4本
コンソメ……1/2個
塩・こしょう……各少々

作り方

①玉ねぎはくし形切り、キャベツはざく切り、にんじんは縦4～6等分に切る。

②鍋に水400ml、①、コンソメを入れて中火にかけ、沸騰したらふたをして弱火で約10分煮る。

③野菜がやわらかくなったら寒天ボールを加えて、さらに5分ほど煮、塩・こしょうで味をととのえる。

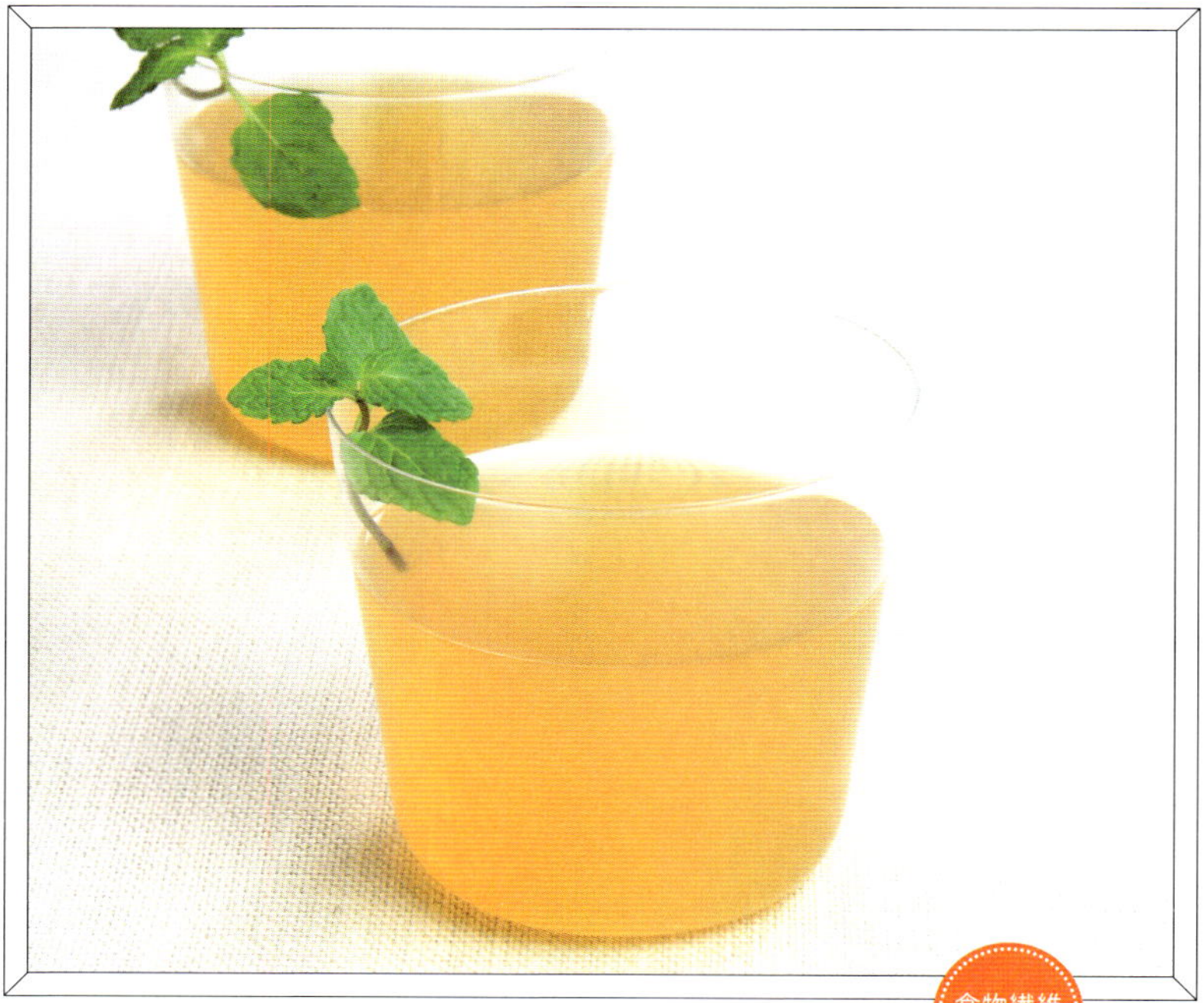

食物繊維
0.8g

ペパーミントの毒出し効果もプラスして

寒天ドリンク・ペパーミント味

材料（1人分）

ペパーミントティー……1杯分
粉寒天……1g

レモン汁……大さじ1～2
しょうが（すりおろし）……
……小さじ1/2
オリゴ糖……大さじ1

作り方

①カップに粉寒天を入れ、熱湯30mlを加えてなめらかになるまで溶かし混ぜる。

②1杯分のペパーミントティーを注ぎ、よく混ぜる。

③レモン汁、しょうが、オリゴ糖を加え、さらに混ぜる。

*ペパーミントティーはホット・アイスどちらでもOK。

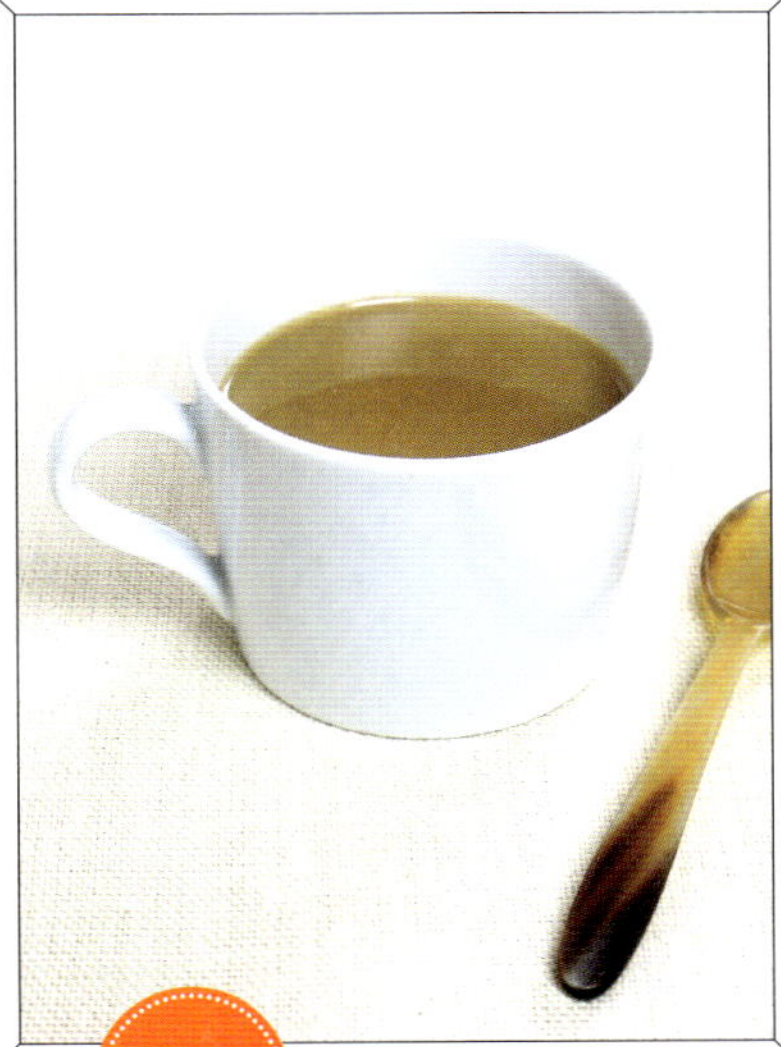

食物繊維
0.7g

いつものコーヒーもダイエットドリンクに

寒天ドリンク・ミルクコーヒー味

材料（1 杯分）

粉寒天……1g
インスタントコーヒー……小さじ1
オリゴ糖……大さじ1
牛乳……150ml
バニラエッセンス……1～2滴

作り方

①カップに粉寒天を入れ、熱湯30mlを加えてなめらかになるまで溶かし混ぜる。インスタントコーヒーとオリゴ糖も混ぜ合わせる。

②温めた牛乳を加えてさらに混ぜ、バニラエッセンスをたらす。

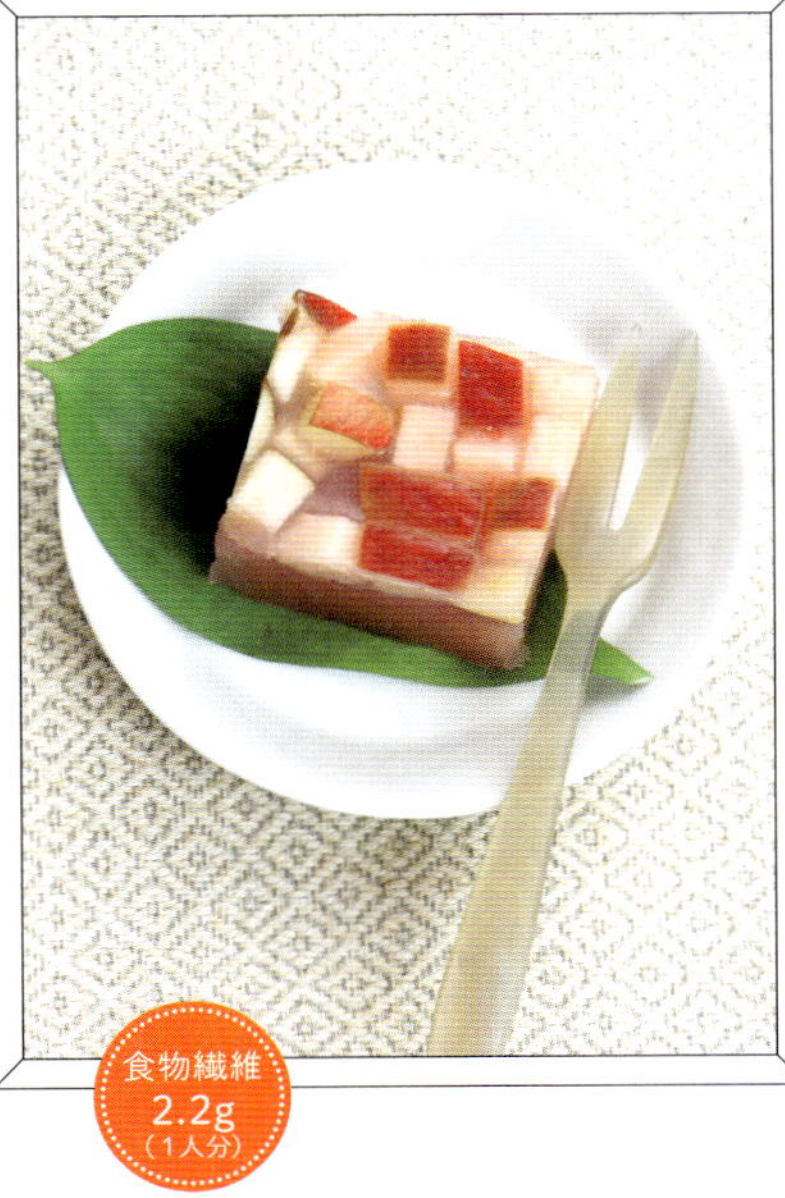

食物繊維
2.2g
（1人分）

見た目もかわいい寒天デザート

りんごかん

材料（4 人分）

りんご（皮付きのまま）……1と1/2個
オリゴ糖……40g
レモン汁……大さじ2
粉寒天……4g

作り方

①りんご1個はざく切りにして、水200ml、オリゴ糖、レモン汁とともに火にかける。沸騰したら弱火にし、りんごがやわらかくなるまで10分煮る。

②粉寒天を加えてさらに2分煮る。火を止め、フードプロセッサーなどでなめらかになるまで混ぜる。

③残りのりんご1/2個は1cm角に切り、②とともに型に入れて冷蔵庫で冷やし固める。

腸の健康に欠かせない「エキストラ・バージン・オリーブオイル」

オリーブオイルは、生のオリーブを絞って作る果汁100％のオイル。生の実を搾ってろ過しただけの「バージンオイル」と、精製処理された「ピュアオイル」があります。バージンオイルのなかでも、酸度が0・8％以下のものは「エキストラ・バージン・オリーブオイル」と呼ばれ、最高級のオリーブオイルとされています。

便秘がちな人や停滞腸気味の人は、朝食にオリーブオイルをとり入れることがポイント。腸が大きく動いて便を直腸までぐっと移動させる「大ぜん動」は、朝食のあとにもっとも起こりやすいからです。

量の目安は特に決められていませんが、アメリカでは、**心臓病や生活習慣病の予防対策として、「1日スプーン2杯のオリーブオイル」**をすすめています。

オリーブオイルは油ですが、適量であれば太る心配はいりません。オリーブオイルを中心にした地中海式食事（102ページ）で行う「地中海式食事ダイエット」は、低脂肪ダイエットや低炭水化物ダイエットと比べて、体重が減り、リバウンドも起こらずにダイエット効果が高いことがデータで証明されています。

オリーブオイルダイエットはリバウンドしにくい！

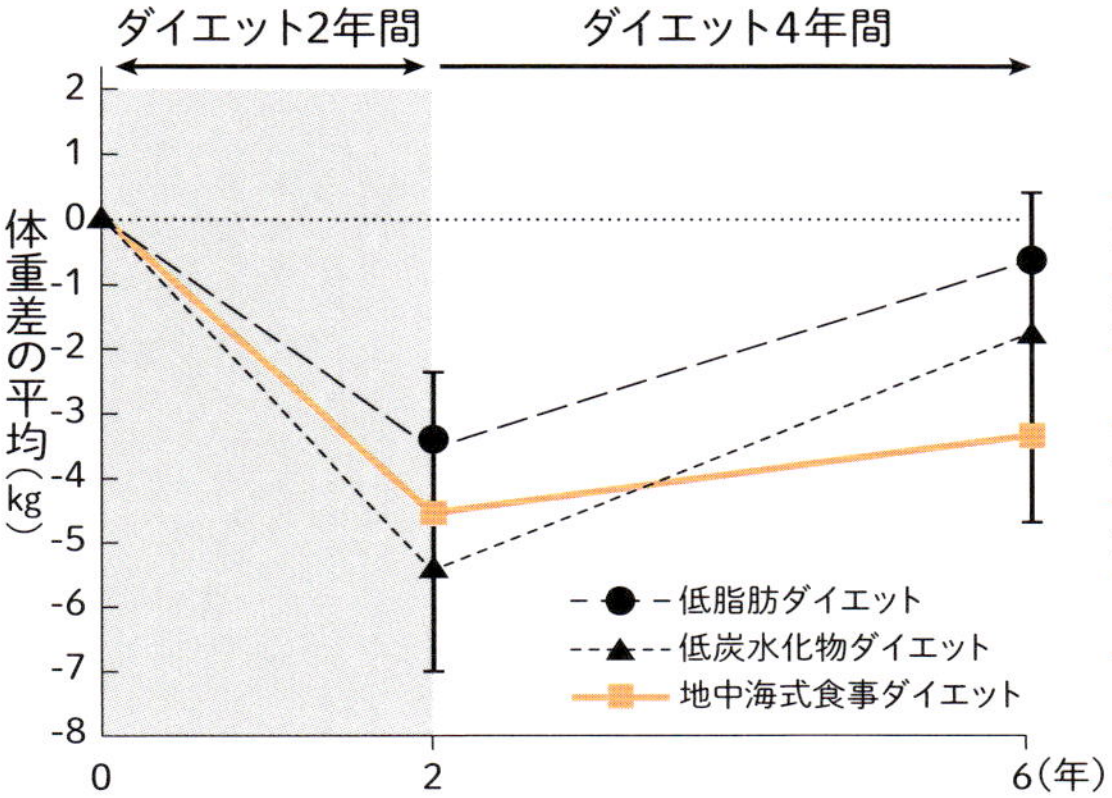

オリーブオイルを中心にした地中海式食事ダイエット、低脂肪ダイエット、低炭水化物ダイエット計259例を6年間調査した結果、地中海式食事ダイエットがもっともリバウンドしにくいという結果が出ました。

オリーブオイルのとり方アイデア

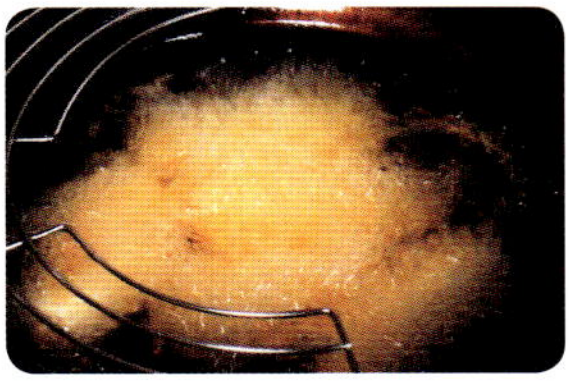

炒めもの、揚げものには
ピュアオリーブオイルを

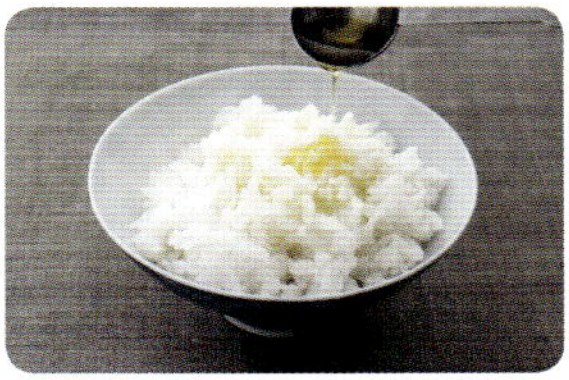

ごはんや麺、スープやみそ汁、
ドリンクに直接加えて

1日
スプーン2杯
を目標に！

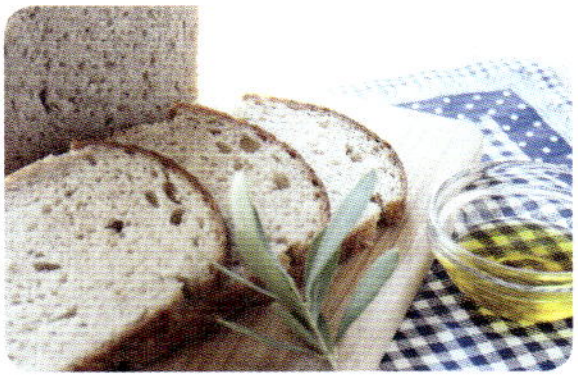

パンにバターの代わりに。
好みで岩塩をプラスしても

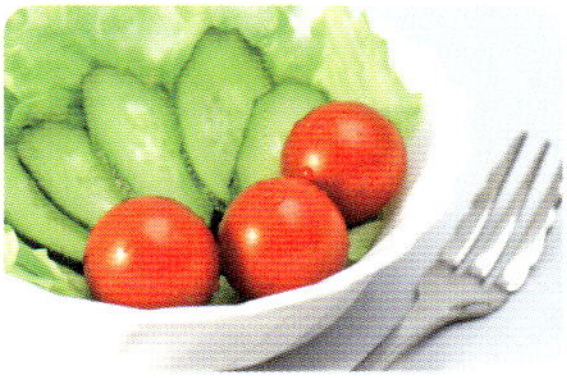

酢やしょうゆなどど混ぜた
手作りドレッシングをサラダに

「オリーブオイル」の健康効果
便秘、冷え、アルツハイマー、がん予防

◎便秘を改善……オリーブオイルには、小腸に吸収されにくく、小腸の外に分泌されにくいオレイン酸が豊富。つまり、吸収されにくいために、腸のなかにとどまって腸のすべりをよくしてくれるのです。からだ温め効果で腸の動きもよくなります。

◎冷え症を改善……オリーブオイルにはしょうがよりもすぐれた保温効果があります。スープなどといっしょにとると、温まりやすいうえに長時間冷めにくく効果的です。

◎美肌・アンチエイジング効果……抗酸化物質であるポリフェノールやビタミンEが、肌のしみやしわとかかわる活性酸素を防いでくれます。

◎動脈硬化を予防……動脈硬化の原因となる悪玉コレステロールを減らしてくれます。

◎大腸がん・乳がん・糖尿病・骨粗しょう症予防……オリーブオイルのポリフェノールは、わかっているだけで23種類。これらが、大腸がんや乳がん、糖尿病や骨粗しょう症の予防になるというさまざまなデータがあり、効果が証明されています。

◎アルツハイマー予防……オリーブオイルに含まれるオレオカンタールというポリフェノールには強い抗炎症作用があり、アルツハイマー病に有効とされています。

オリーブオイルはこんなにスゴイ！

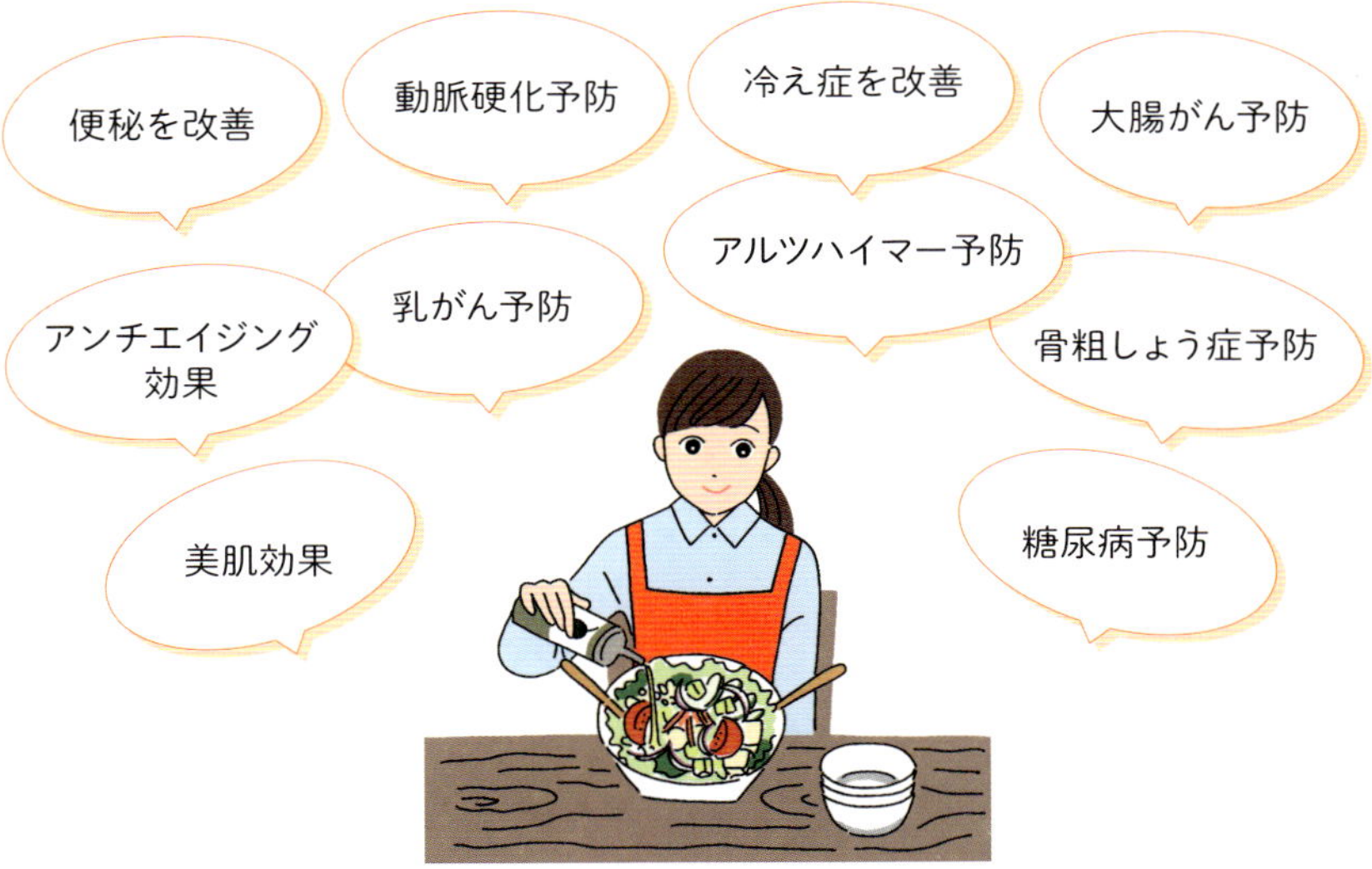
便秘を改善
動脈硬化予防
冷え症を改善
大腸がん予防
アルツハイマー予防
乳がん予防
アンチエイジング効果
骨粗しょう症予防
美肌効果
糖尿病予防

オリーブオイルのすぐれた保温効果

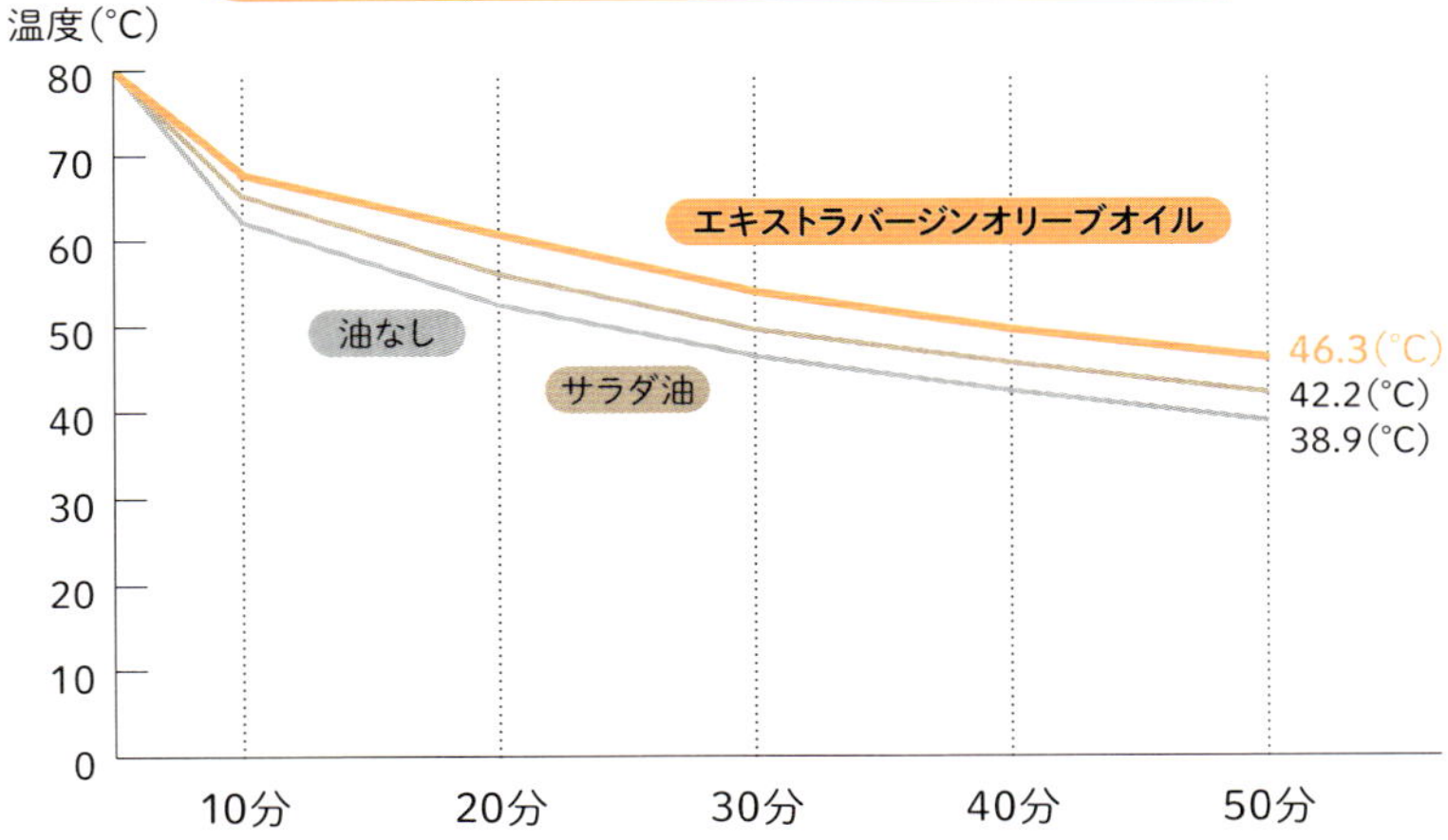

80°Cのお湯180mlにエキストラバージンオリーブオイルを5ml入れたものと、サラダ油を同量入れたもの、白湯とで温度を比較

（松生医師と日清オイリオグループとの共同研究より）

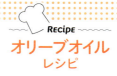

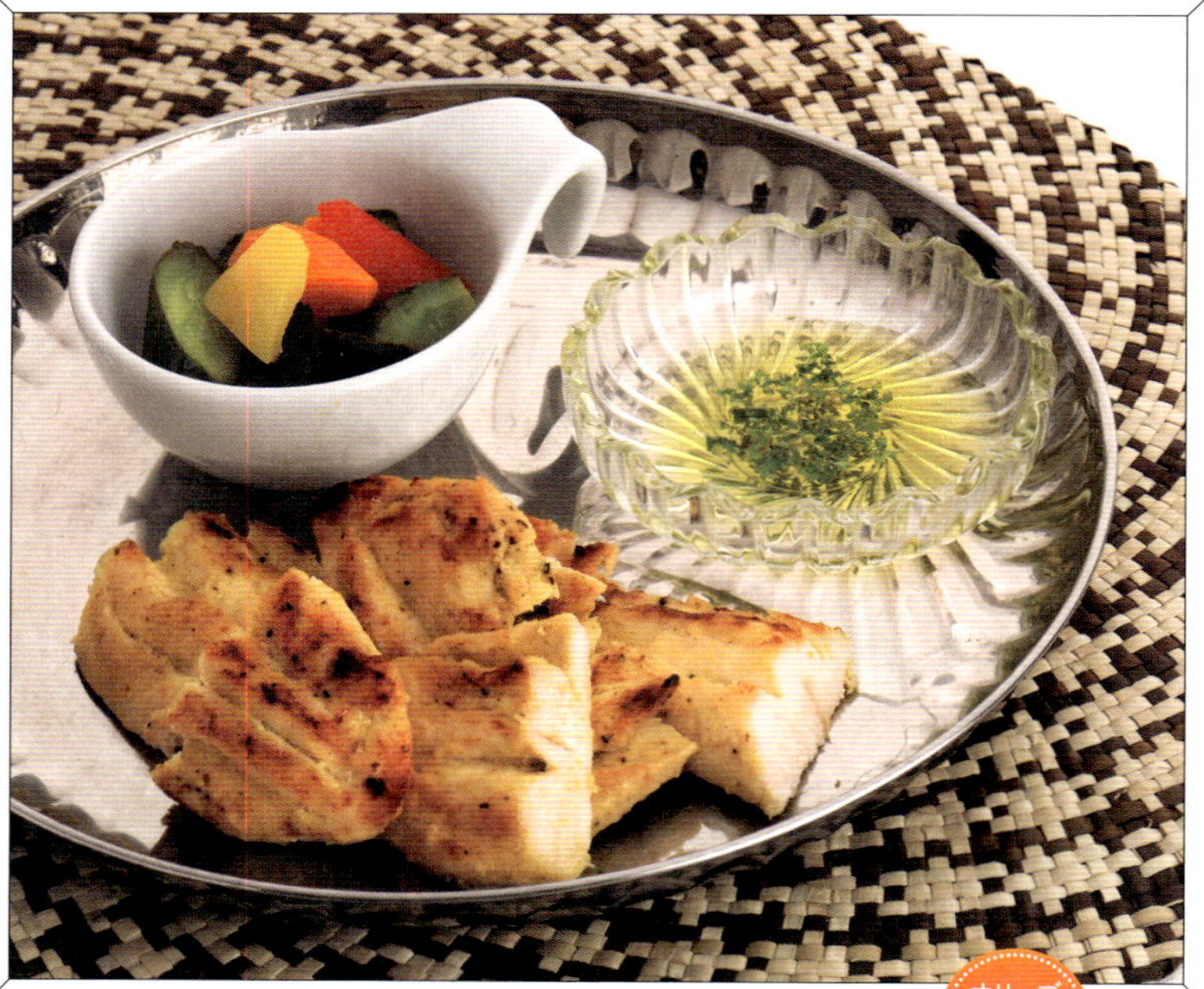

オリーブ
オイル
7.5ml

低脂肪のささみをおいしく!

鶏ささみのタンドリーチキン

材料(1人分)

鶏ささみ……2〜3本
塩・こしょう……各少々
たれ
　ヨーグルト……大さじ3
　カレー粉……小さじ1/2
　はちみつ……小さじ1/2
　しょうが・にんにく
　　　（すりおろし）……各少々
オリーブオイル……大さじ1/2
パセリ(飾り用)
ピクルス(好みで)

作り方

①ささみは筋を取り、味がなじむように縦方向に3本切りこみを入れて、塩・こしょうで下味をつける。

②ボウルに①とたれを入れて混ぜ、15分漬けこむ。

③たれをふき取らずに、オーブントースターまたはグリルで両面を7〜8分焼く。

④一口大に切り、オリーブオイルをつけていただく。あればオリーブオイルにパセリのみじん切りを混ぜ、ピクルスを添える。

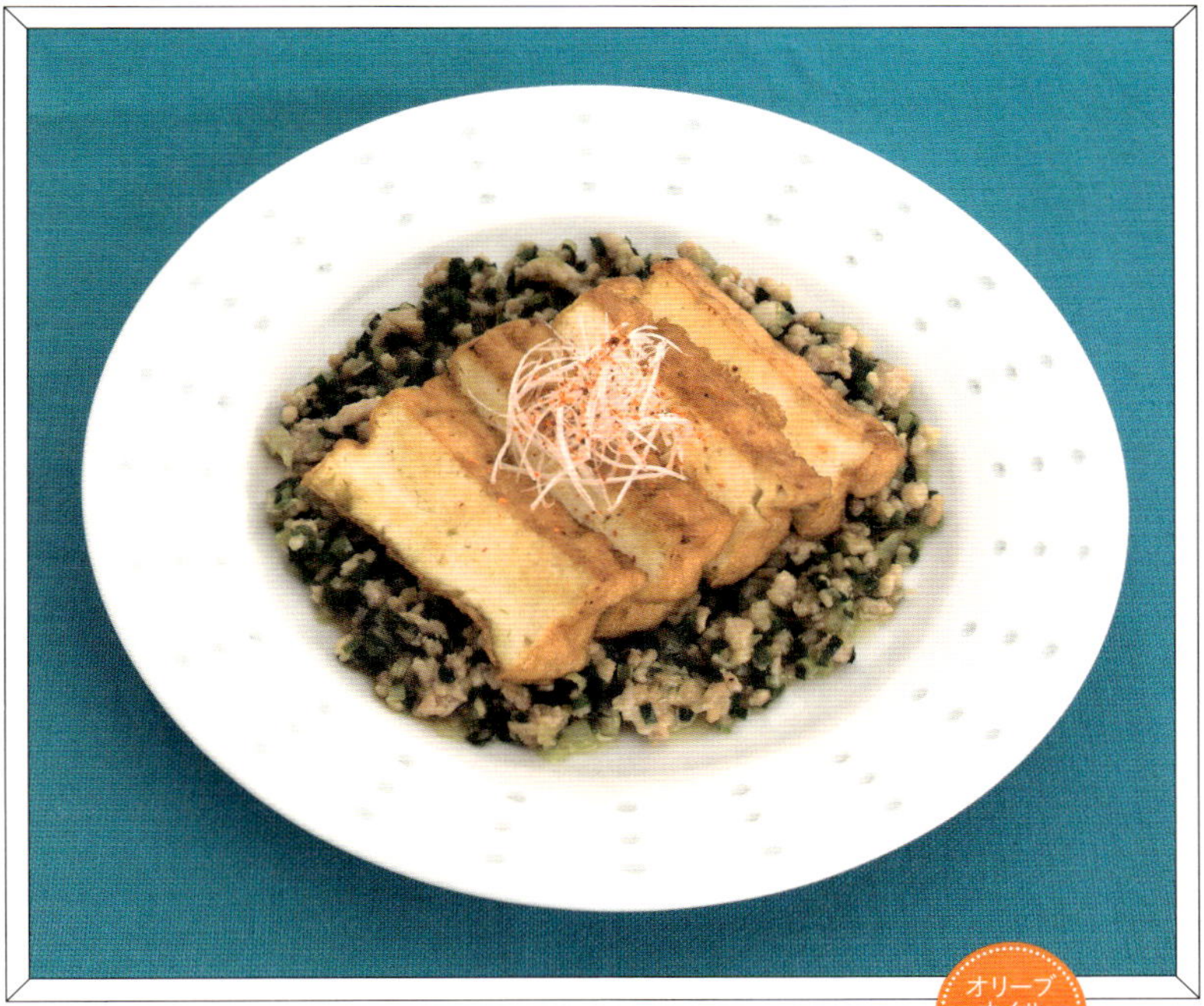

オリーブオイル10ml

中華風の味にもオリーブオイル

厚揚げのステーキ

材料（1人分）

にら……1/2 束
長ねぎ……1/2 本
オリーブオイル……小さじ2
しょうが（みじん切り）……少々
鶏ひき肉……100g
塩・こしょう……各少々
オイスターソース……大さじ 1/2
厚揚げ……1/2 丁
一味唐辛子（好みで）
白髪ねぎ（飾り用）

作り方

①にらと長ねぎはみじん切りにする。

②フライパンにオリーブオイル小さじ1としょうがを熱し、香りが出てきたら、鶏ひき肉、塩・こしょうを加えて中火で炒める。ひき肉の色が変わったら①を加え、オイスターソースで味つけし、器に取り出す。

③厚揚げは2cm 厚さに切ってペーパータオルで水気を切り、塩をまぶして両面をオリーブオイル小さじ1できつね色に焼く。

④②の上に厚揚げを並べる。好みで一味唐辛子をかけ、あれば白髪ねぎをのせる。

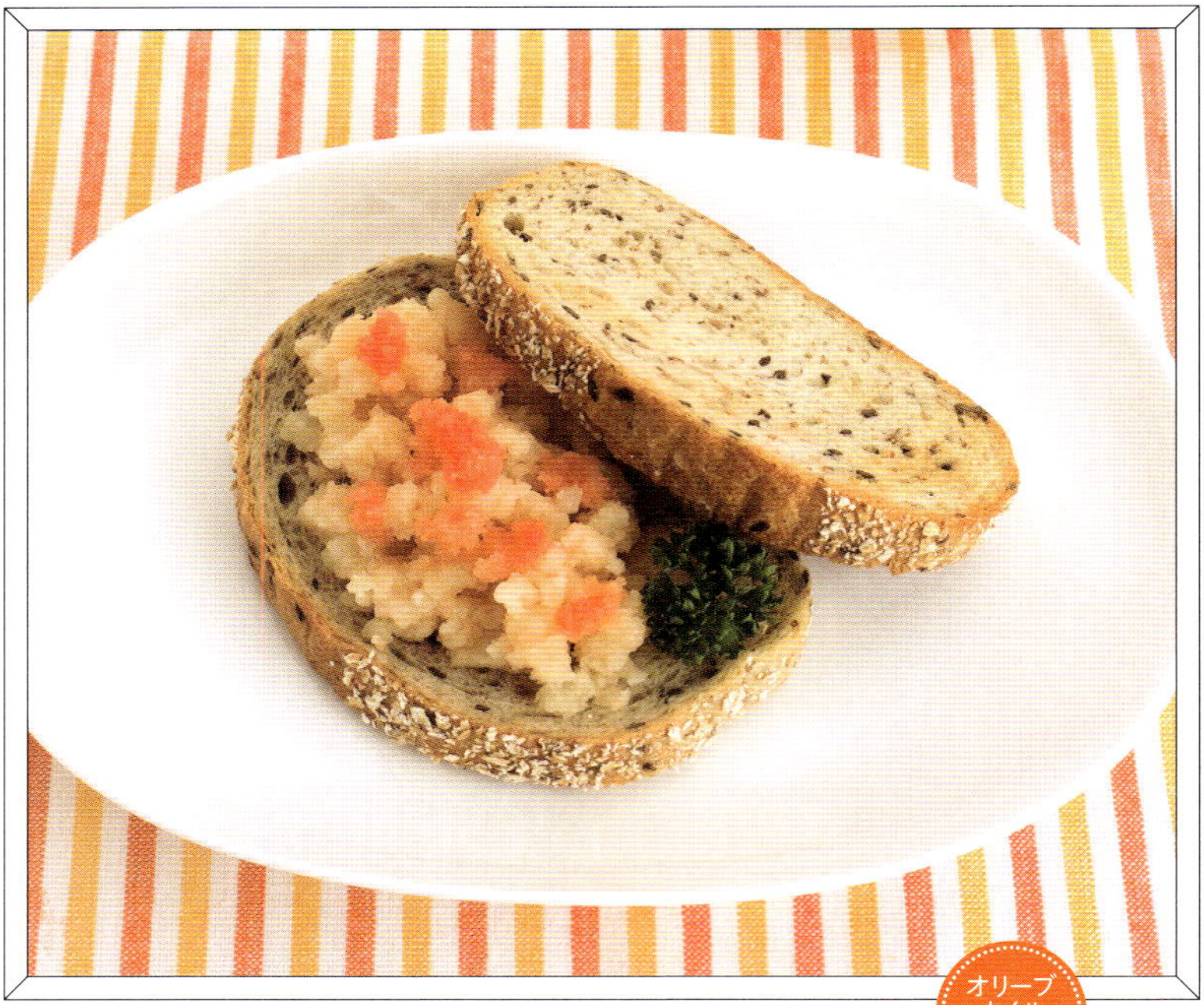

オリーブオイル
7.5ml

ライ麦パンの食物繊維量は食パンの２倍

タラモサンド

材料（1人分）

タラモ（2人分）
- じゃがいも……1個
- 塩……少々
- オリーブオイル……大さじ1
- たらこ……1本
- こしょう……少々

ライ麦パン……2枚
パセリ（飾り用）

作り方

①じゃがいもは皮をむいて半分に切り、すっと竹串が入るまでゆでる。

②①をボウルに入れ、熱いうちに塩を加えてマッシャーなどでつぶす。

③オリーブオイル、ほぐしたたらこ、こしょうを加えて、なめらかになるまでさらにつぶす。

④トーストしたパンにのせ、あればパセリを飾る。

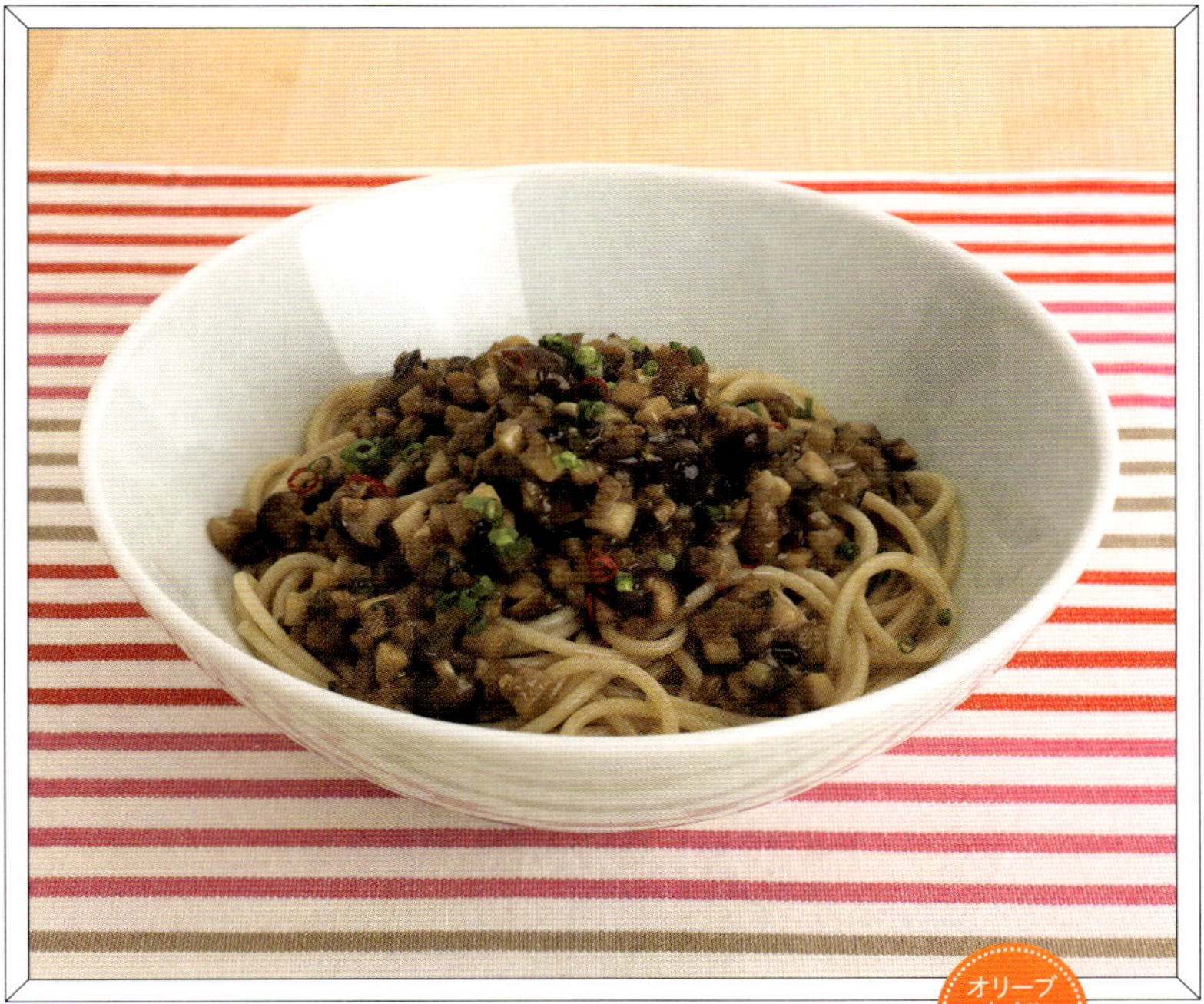

オリーブオイル
7.5ml

全粒粉のパスタを使って

なすときのこの和風パスタ

材料（1人分）

そぼろ（2人分）
　なす……1本
　しいたけ……2枚
　しめじ……1/2パック
　エリンギ……中1本
　オリーブオイル……大さじ1
　しょうゆ・みそ・みりん
　　　　　　……各小さじ2
全粒粉パスタ……60～80g
あさつき……適量

作り方

①なすときのこ類はみじん切りにする。

②フライパンにオリーブオイルと①を入れて中火で炒め、しんなりしたらしょうゆ、みそ、みりんを加える。

③パスタをゆでる。ゆであがったらボウルに入れ、しょうゆ少々（分量外）で味つけして、オリーブオイル少々（分量外）をまぶしておく。

④器に盛り、②とあさつきの小口切りをのせる。

隠れダメージ腸にオススメ！
腸内環境を整える「植物性乳酸菌」

乳酸菌の働きは昔からよく知られていて、パスツール研究所のメチニコフという人は、１００年も前に「乳酸菌は腸内で増えて老化防止や長寿に役立つ」といっています。乳酸菌は腸内の善玉菌を増やして、腸内環境のバランスを整えてくれます。また、免疫力をアップし、肌荒れやアレルギーにも効果的。腸がよくなることで脳にもよい影響があり、ストレスを和らげてくれるという報告もあります。

乳酸菌には、ヨーグルトやチーズに含まれる「動物性」と、みそやしょうゆ、漬物などの発酵食品に含まれる「植物性」があります。動物性ではなく植物性がおすすめなのは、**植物性乳酸菌が温度変化や胃酸に強く、生きたまま腸に届きやすいからです。**ただ胃酸で死滅してしまった動物性乳酸菌でも、腸に届いたときには善玉菌のエサとして働きます。両方をバランスよくとるとよいでしょう。

植物性乳酸菌が多く含まれる食品には、すぐき漬け、すんき漬け、ぬか漬け、キムチなどの野菜の漬物、穀類の発酵食品（清酒、甘酒、酢など）、果実や果汁の発酵食品（ワイン、バルサミコ酢など）などがあります。

植物性乳酸菌を多く含む食べ物

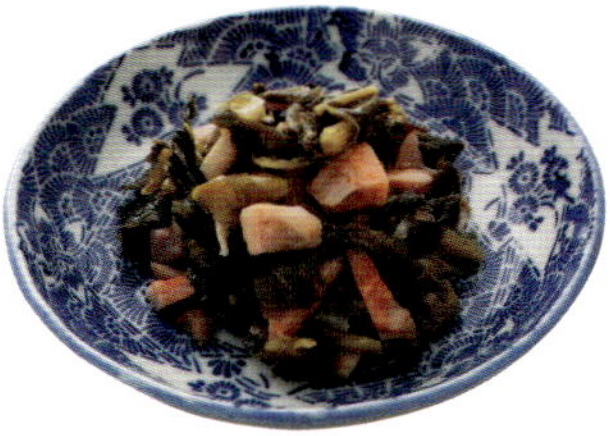

▶ すんき漬け

土着の赤かぶを、塩を使わないで乳酸発酵させて作る長野県木曽地方の漬物。

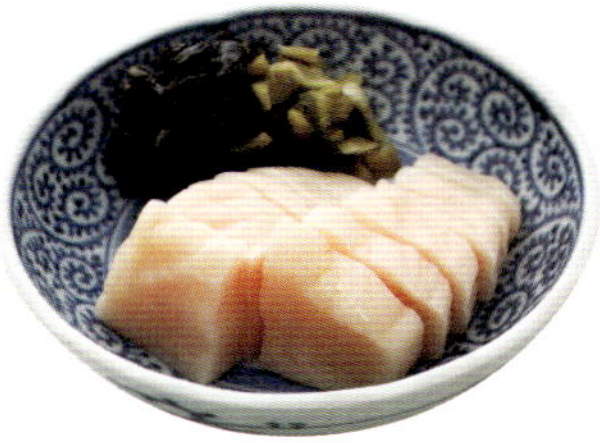

▶ すぐき漬け

かぶの一種である「すぐき」と塩だけで漬けこんだ京都の伝統的な漬物。すぐき3切れ(30g)には、1日に必要な植物性乳酸菌がとれるラブレ菌が含まれています。

Recipe

植物性乳酸菌レシピ

ドイツ伝統の「すっぱいキャベツ」

ザワークラウト

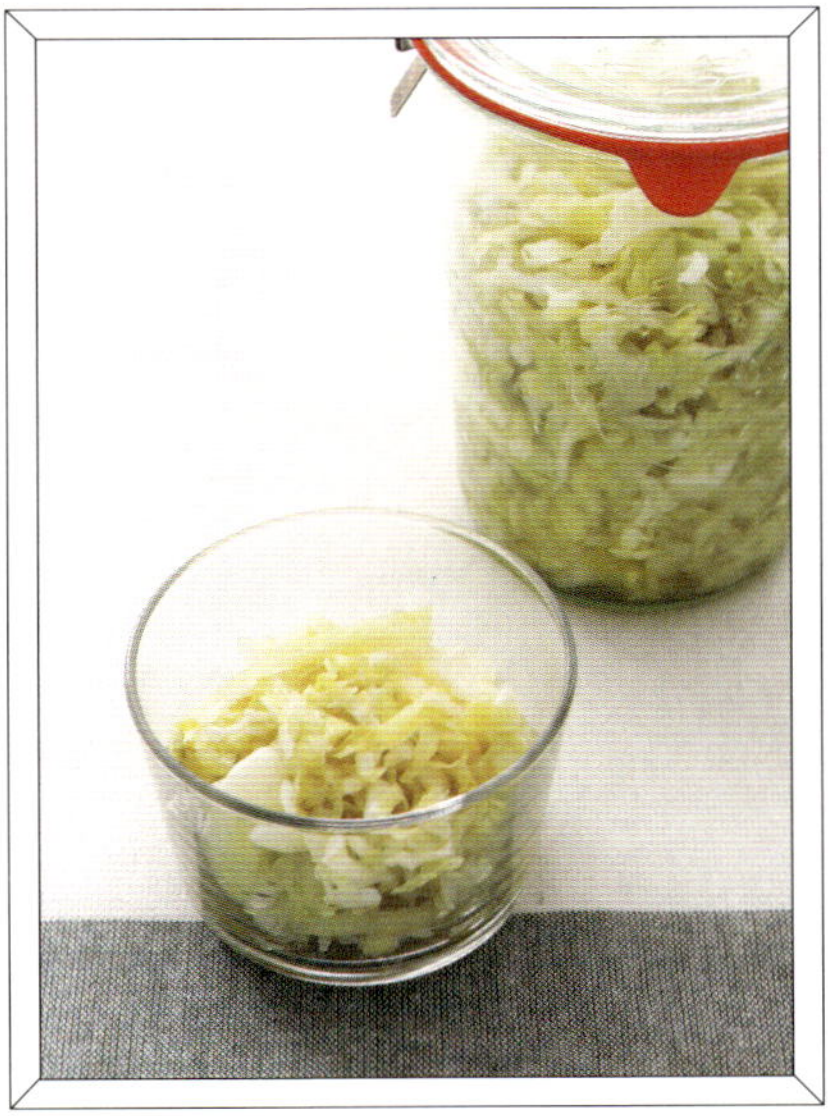

材料(作りやすい量)

キャベツ……1/4個
塩……小さじ1
酢……大さじ2
オリゴ糖……小さじ1
ローリエ……1枚

作り方

①キャベツは太めの千切りにし、塩をまぶしてもむ。しんなりしたら、軽く水気をしぼる。

②酢にオリゴ糖、ローリエを入れ、①と合わせて混ぜる。

③保存瓶に入れて冷蔵庫へ。2〜3日目から食べることができ、約1週間は保存が可能。

抗酸化作用のある野菜の「ファイトケミカル」

活性酸素は、細胞で酸素を燃やしてエネルギーをつくりだすときに生まれる副産物。通常は酵素などの働きで無害になりますが、たくさん発生してしまうと、体内を酸化させて、老化を進ませたり、がんや生活習慣病などの原因となってしまいます。**がん予防、老化予防のためには、この活性酸素を抑える抗酸化作用をもつ野菜や果物をたくさん食べましょう。**これは「世界がん研究基金によるがん予防のための提言」でもすすめられています。

野菜や果物の抗酸化物質は「ファイトケミカル（植物に含まれる化学成分という意味）」に含まれています。抗酸化物質を含む植物や野菜は、雨にさらされても簡単には腐りませんし、動物や虫に食べられないために独特のにおいや苦味をもっているものも。過酷な環境のなかで種の保存のために獲得した自己防衛本能ともいわれています。

ファイトケミカルは約１万種もあるといわれ、現在は９００種がみつかっています。抗がん剤のタキソールや痛み止めのアスピリンなど、ファイトケミカルから生まれた薬もあります。

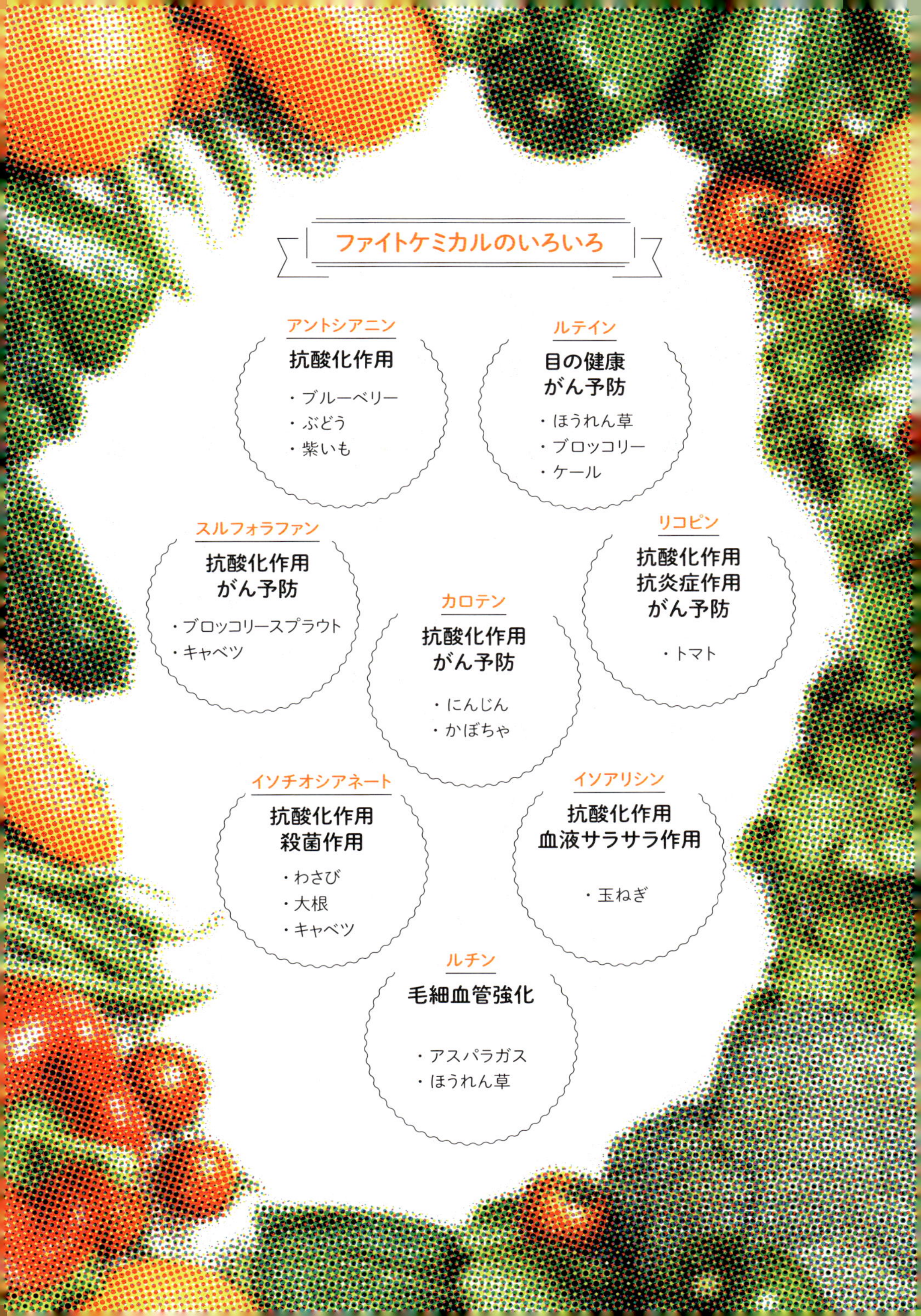

ファイトケミカルのいろいろ

アントシアニン
抗酸化作用
- ブルーベリー
- ぶどう
- 紫いも

ルテイン
目の健康
がん予防
- ほうれん草
- ブロッコリー
- ケール

スルフォラファン
抗酸化作用
がん予防
- ブロッコリースプラウト
- キャベツ

リコピン
抗酸化作用
抗炎症作用
がん予防
- トマト

カロテン
抗酸化作用
がん予防
- にんじん
- かぼちゃ

イソチオシアネート
抗酸化作用
殺菌作用
- わさび
- 大根
- キャベツ

イソアリシン
抗酸化作用
血液サラサラ作用
- 玉ねぎ

ルチン
毛細血管強化
- アスパラガス
- ほうれん草

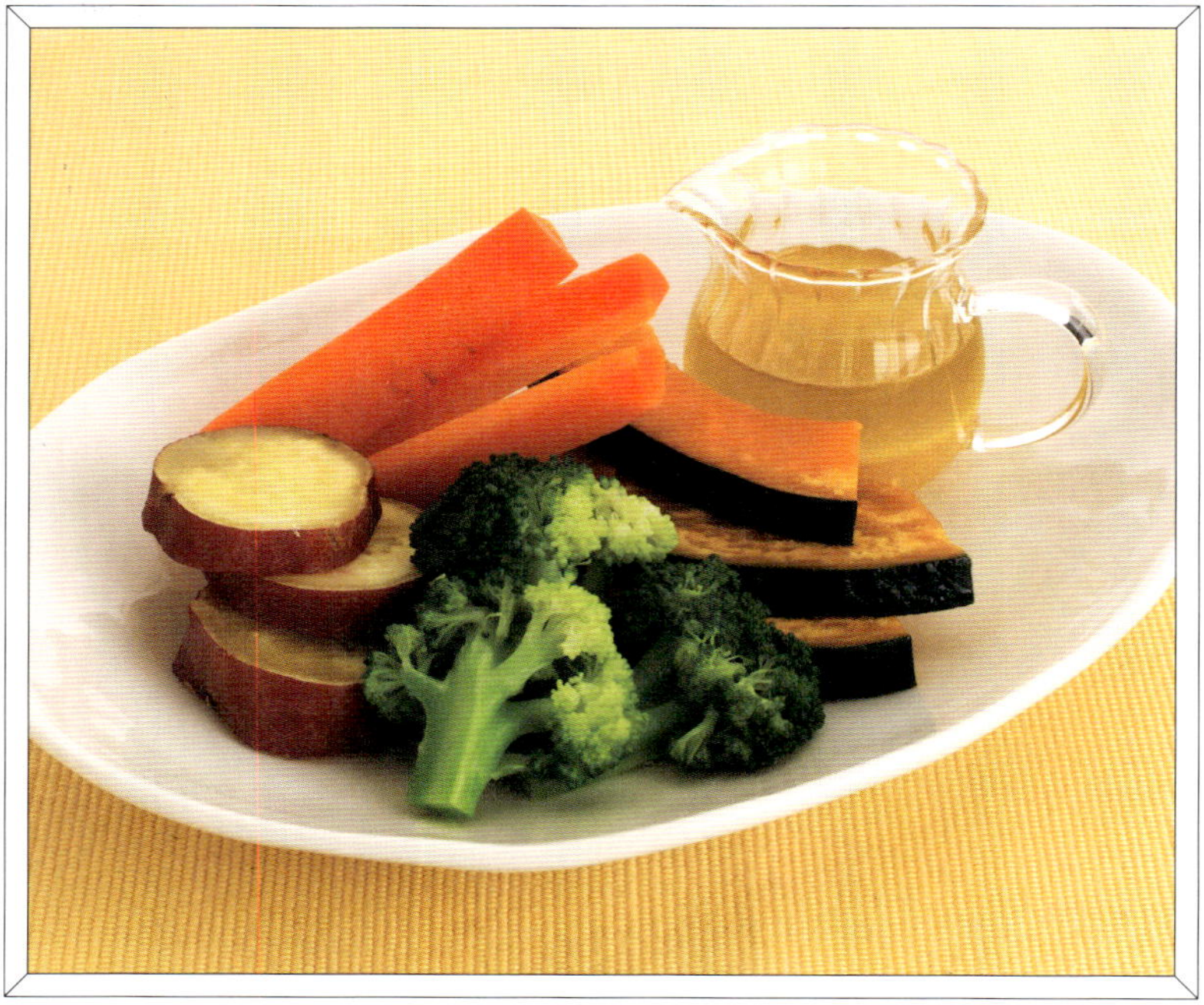

さまざまなファイトケミカルを

温野菜サラダ

材料（１人分）

にんじん……1/4 本
かぼちゃ……1/10 個
さつまいも……1/4 本
ブロッコリー……1/8 株
ワインビネガー……小さじ 1
塩・こしょう……各少々
オリゴ糖…………小さじ 1/2
マスタード…………小さじ 1/2
オリーブオイル……大さじ 1

作り方

①にんじんは縦に8つ割、かぼちゃとさつまいもは1㎝の厚さ、ブロッコリーは一口大に切る。

②①の野菜を、火がとおるまで約５～６分蒸す。

③ボウルにワインビネガー、塩・こしょう、オリゴ糖、マスタードを入れてよく混ぜる。

④③にオリーブオイルを加えて混ぜ、温野菜に添える。

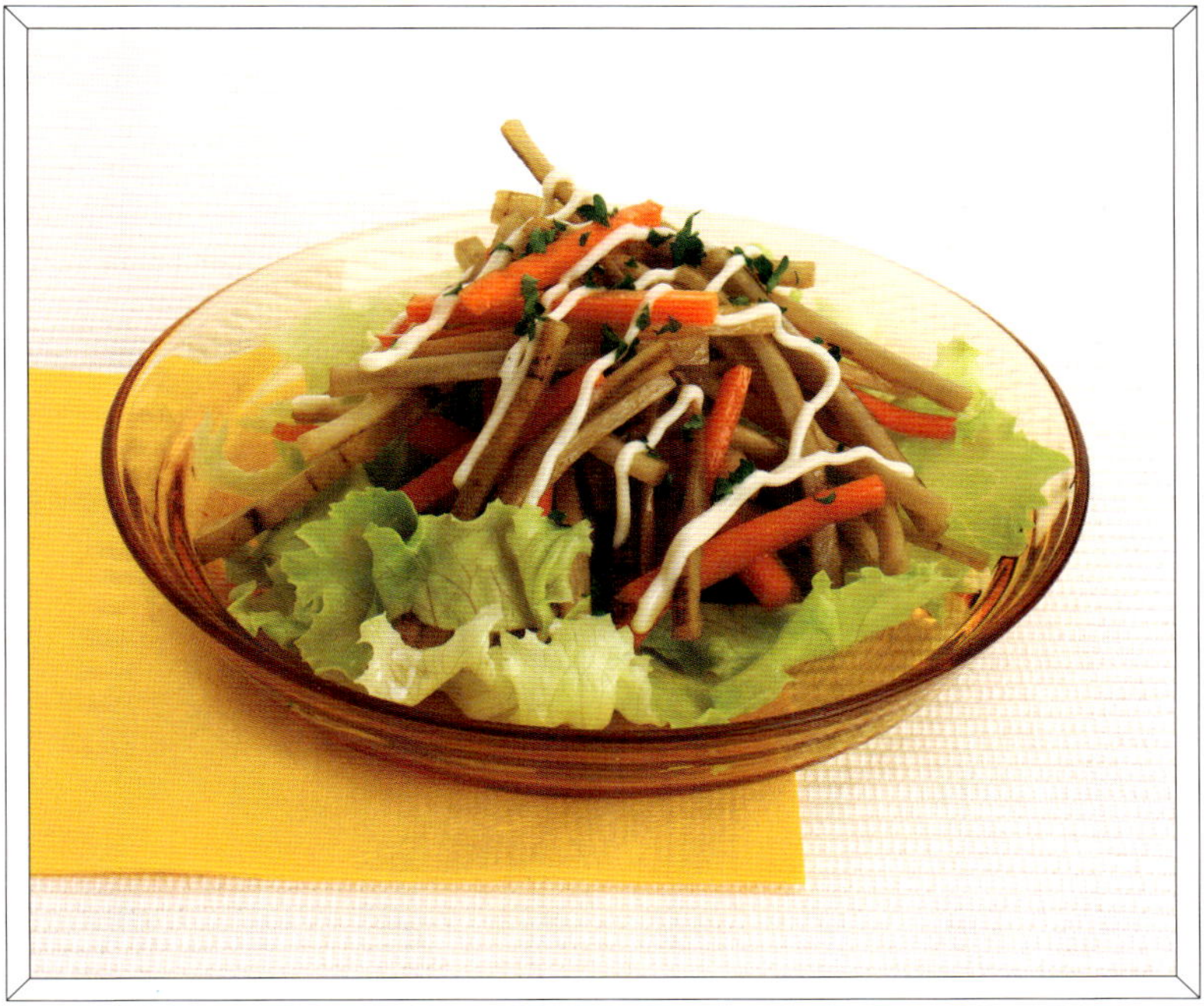

食物繊維の王様を使って

ごぼうとにんじんのサラダ

材料（2人分）

ごぼう……20cm
にんじん……1/4本
オリーブオイル……小さじ2
塩・こしょう……各少々
はちみつ……小さじ1
レタス……2枚
マヨネーズ……好みで
パセリ（飾り用）

作り方

①ごぼうとにんじんはせん切りにする。

②フライパンにオリーブオイルを熱して①を炒め、やわらかくなったら塩・こしょうで味つけする。

③はちみつを加えてさらに軽く炒め、火からおろして冷ます。

④レタスを敷いた皿にのせ、好みでマヨネーズ、あればパセリのみじん切りを散らす。

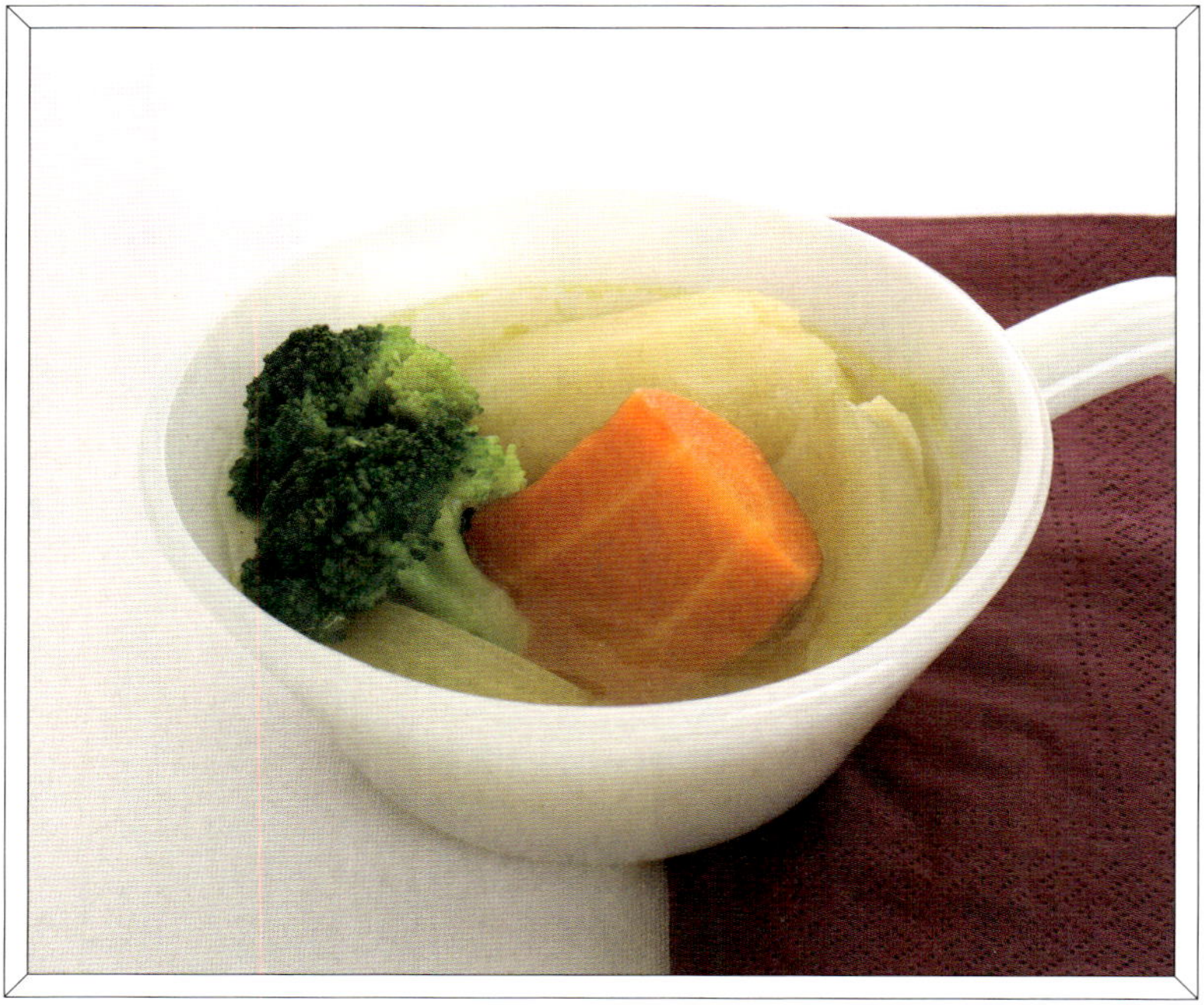

体も腸も温まる

カレーポトフ

材料（２人分）

玉ねぎ……１個
にんじん……１本
じゃがいも……１個
ブロッコリー……1/4株
スープ……水３カップ
　　＋スープの素小さじ1/2
ローリエ……１枚
カレー粉……小さじ1/3
オリーブオイル……大さじ1/2
塩・こしょう……各少々

作り方

①玉ねぎ、にんじん、じゃがいも、ブロッコリーは大きめに切る。

②鍋にブロッコリー以外の野菜、スープ、ローリエ、カレー粉、塩少々を入れて、中火で10分煮る。

③オリーブオイルを入れ、野菜がやわらかくなるまで火を通す。

④最後にブロッコリーを加えて火を通し、塩・こしょうで味をととのえる。

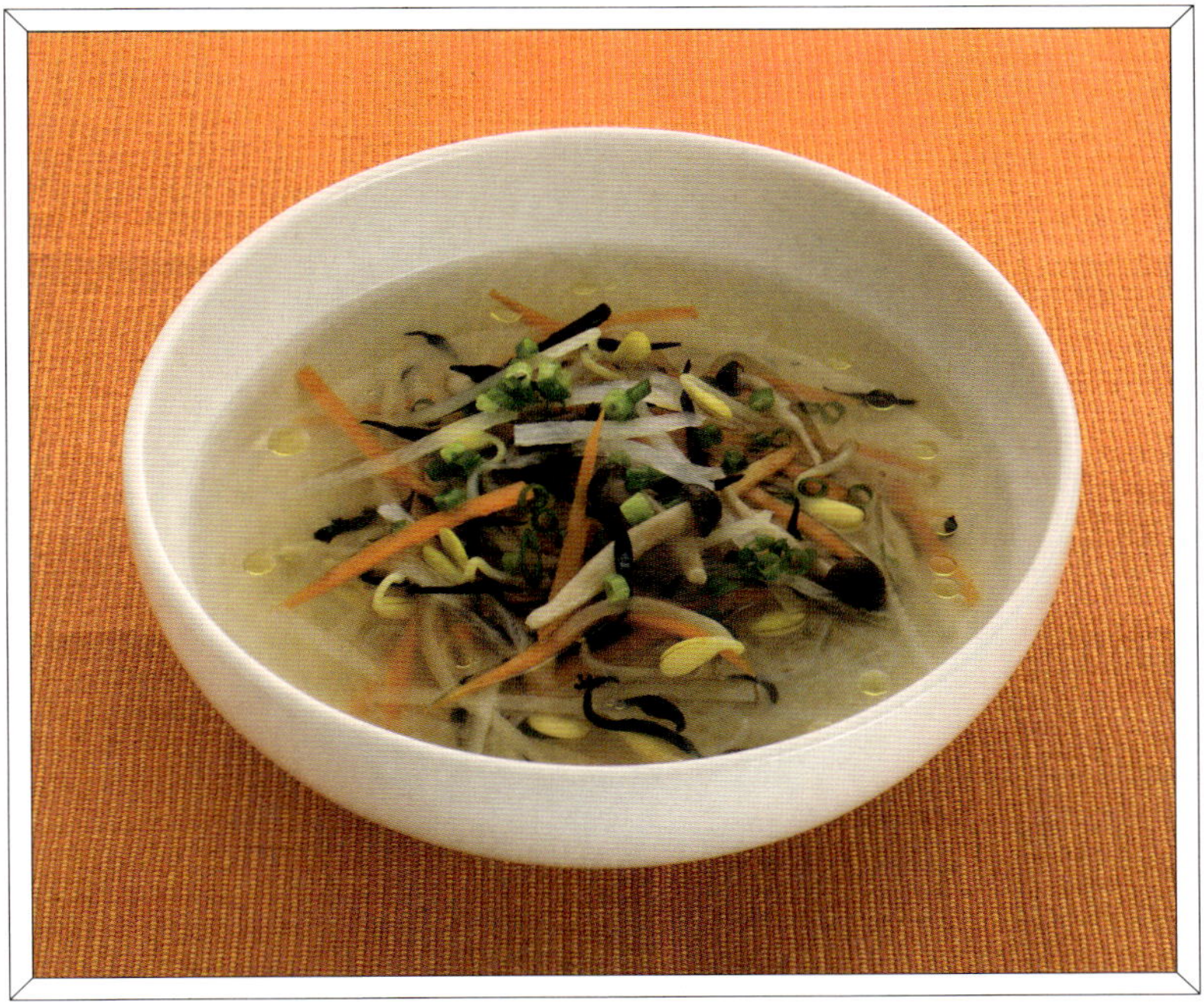

ミネラル豊富なひじきを加えて

野菜とひじきのスープ

材料（２人分）

ひじき（乾燥）……小さじ１
春雨（乾燥）……15g
大根……４cm
にんじん……1/4本
しめじ……1/3パック
オリーブオイル……大さじ１
豆もやし……1/4袋
スープ……水３カップ
　　＋スープの素小さじ1/2
塩・こしょう……各少々
あさつき（飾り用）

作り方

①ひじきと春雨は戻しておく。
②大根とにんじんはせん切りにし、しめじはほぐす。
③鍋にオリーブオイルを熱して②と豆もやしを中火で炒め、やわらかくなったらスープを加える。
④①を加えて温め、塩・こしょうで味をととのえる。
⑤器に注ぎ、あればあさつきの小口切りを散らして、オリーブオイルを数滴（分量外）たらす。

「グルタミン」は小腸と大腸の大事なエネルギー源

腸の大切な働きに免疫がありますが、その栄養分として欠かせないのが、アミノ酸の一種である「グルタミン」です。グルタミンが足りないと、免疫力が低下してしまいます。

グルタミンは、免疫機能のかなめである小腸のもっとも大切なエネルギー源であり、粘膜を修復したり、粘膜の細胞の働きを高めて吸収をうながしてくれます。さらに、大腸のエネルギー源としても2番目に重要です（いちばんは、食物繊維が腸内細菌によって分解されてできる「酪酸《らくさん》」です）。

グルタミンは筋肉などで合成され、体に負担のないときなら栄養素としてあえてとる必要はありません。ただし、体に負担がかかったとき、たとえば病気やダイエットや激しいストレスを受けると、大量に消費されて足りなくなってしまうのです。

肉、魚、卵などに多く含まれますが、40℃以上で性質が変わってしまうため、生でとる必要があります。主食でとるなら発芽大麦があります。大麦を発芽させ、外側の部分も削らずに食べやすくしたもので、これなら毎日おいしくとることができます。

グルタミンをたくさん含む食べ物

- 生卵
- 生魚（刺し身）
- 生肉（タルタルステーキ）
- 発芽大麦

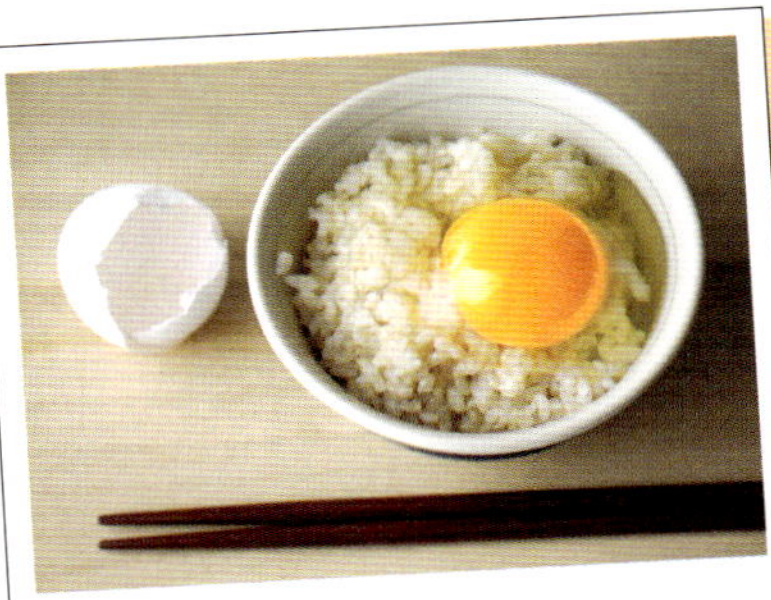

卵からグルタミンをとるなら
卵かけごはんで

Recipe

グルタミンレシピ

お刺身を豪華にひと工夫

マグロのカルパッチョ

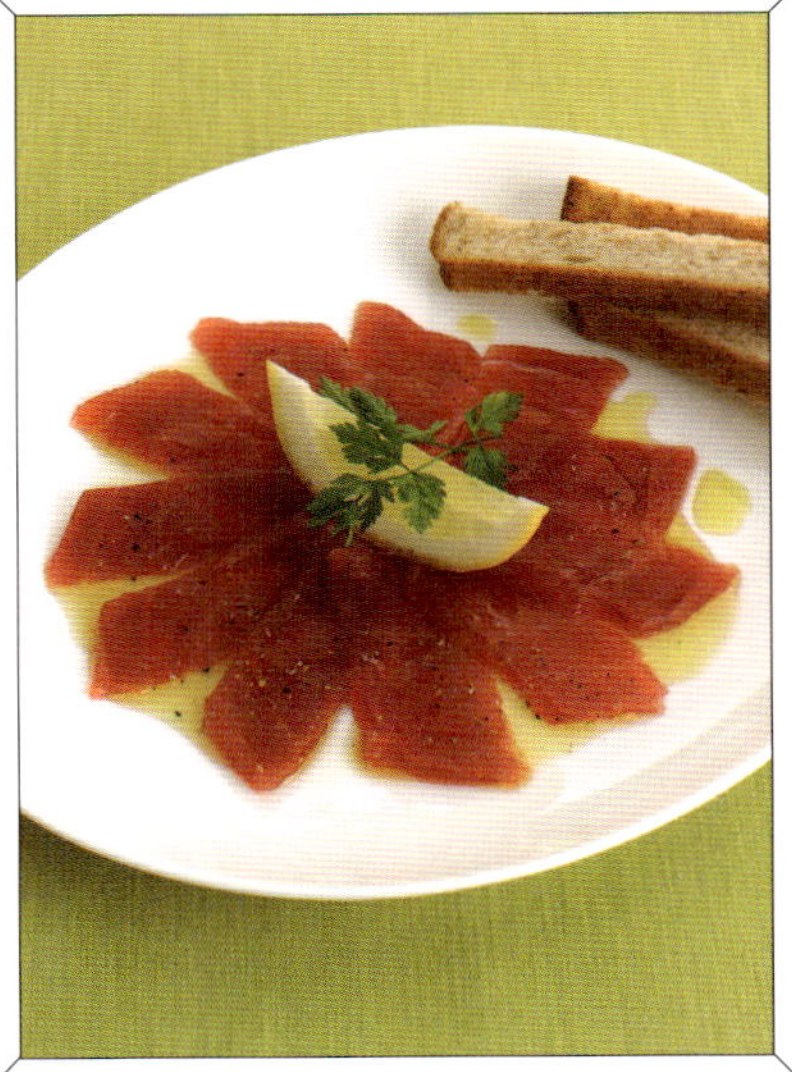

材料（1人分）

マグロ刺し身用……100g
塩・こしょう……各少々
オリーブオイル……大さじ 1/2
レモン……1/10 切れ
チャービル（飾り用）

作り方

①マグロは薄く切って皿に並べる。

②上から、塩・こしょう、オリーブオイルをかける。

③レモンをのせ、あればチャービルを飾る。

毎日1個以上食べたい
アミノ酸スコア100の「卵」

「卵を食べるとコレステロール値が上がる」というのは過去の話。卵はたんぱく質の宝庫ですから、むしろ積極的に食べましょう。

卵はアミノ酸スコアが満点の100で、良質のたんぱく質を含んでいます。アミノ酸スコアとは、体内ではつくれず食事からとらなければならない9種類の必須アミノ酸が、理想とされる量に比べてどのくらいの割合かを示した値のこと。卵1個には6・8gのたんぱく質が含まれていて、卵2個で1日に必要とされるたんぱく質量（男性は50g、女性は40g）の約3割をとることができます。

卵にはたんぱく質以外の栄養素も豊富。食物繊維とビタミンC以外すべての栄養を含み、「完全栄養食品」といわれています。

血中コレステロールを除去するレシチン、脳を活性化させてアルツハイマーの予防が期待されるコリン、強力な抗酸化作用をもち目の健康や肌の老化防止に効果のあるルテイン、風邪の原因となる細菌などを溶かす働きがあるリゾチーム、さらに、前のページでお話しした腸のエネルギー源であるグルタミンもたくさん含まれています。

卵からこんなにたくさんの栄養素がとれる!

〈食品摂取基準に占める卵1個のエネルギー量と各栄養素の比率〉

	卵1個に含まれる量	1日の必要量に占める割合
たんぱく質	6.8g	約17%
エネルギー	83kcal	約4.5%
脂質	5.6g	約10%
カルシウム	28mg	約5%
マグネシウム	6mg	約2.5%
リン	99mg	約12%
鉄	1mg	約12%
亜鉛	0.7mg	11%
ビタミンA	82μg	約18%
ビタミンB_2	0.23mg	約23%
ビタミンB_6	0.04mg	約4.5%
ビタミンB_{12}	0.5μg	約25%
ビタミンD	1μg	18%
ビタミンE	0.55mg	約9%
葉酸	23μg	約12%

（日本養鶏協会HPより）

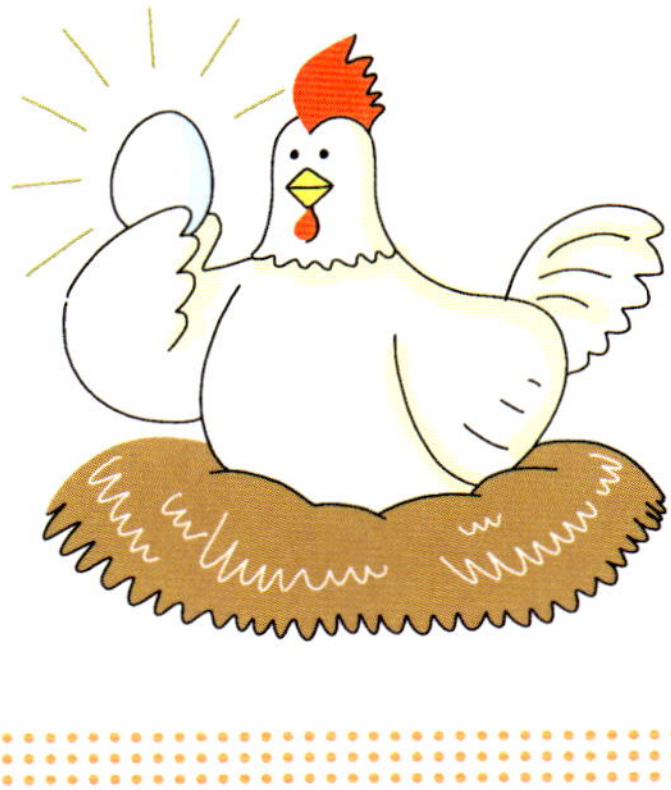

「納豆」は最強のアンチエイジング食

良質のたんぱく質を植物性の食品からとるなら大豆が一番。なかでもオススメは納豆です。卵のアミノ酸スコアが１００とお話ししましたが、納豆（大豆）のアミノ酸スコアも１００。非常に良質なたんぱく質なのです。

納豆には腸を働かせるオリゴ糖、水溶性食物繊維、発酵によりできた植物性乳酸菌など、腸にいい成分がたくさん含まれています。

ほかにもビタミンK、なかでもビタミンK_2は骨の形成に重要なビタミンで、骨粗しょう症の予防や治療に有効です。大豆自体に多く含まれるカルシウムも骨を丈夫にしてくれます。大豆イソフラボンは女性の更年期症状を軽くしてくれます。

すでに広く知られている**血液サラサラ効果**も見逃せません。その効果は「抗血栓薬など血液がサラサラになる薬を使っている人は、納豆を食べてはいけない」と医師にいわれるほどですから、相当なものです。

私はこの**納豆にエキストラ・バージン・オリーブオイルを加え、「オリーブ納豆」として食べることをオススメ**しています。

納豆の健康効果

ナットウキナーゼ
血栓を溶かす

植物性乳酸菌・オリゴ糖・水溶性食物繊維
腸内環境を整える

レシチン
悪玉コレストレールを減少させる
脳を活性化

イソフラボン
更年期症状を軽くする
がん予防

ビタミン K
骨を丈夫にする
疲労回復

ビタミン E
抗酸化作用

たんぱく質
血栓を溶かす

Recipe
納豆
レシピ

腸に効く最高の組み合わせ！

オリーブ納豆

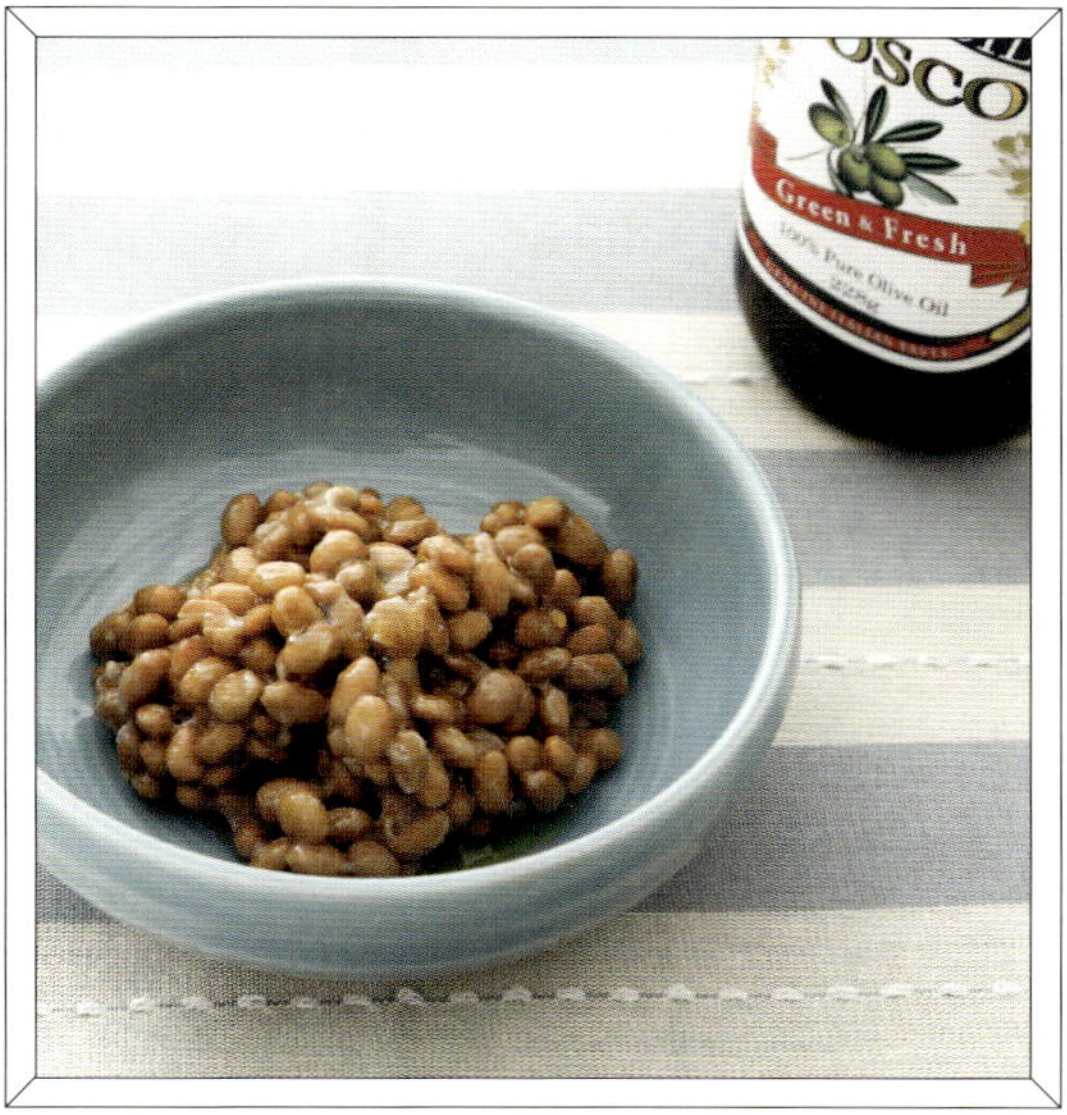

材料（1人分）

納豆……1パック
オリーブオイル……大さじ1

作り方

納豆にオリーブオイルをかけて、混ぜるだけ！

＊細かく切ったキムチや生卵などを加えると、さらに栄養価がアップします。

エネルギーをつくりだす際の補酵素として働く「マグネシウム」

マグネシウムは、体内でエネルギーをつくりだすときに補酵素として働く大切なミネラルです。エネルギーをつくりだすプロセスのなかで、じつに10種類以上の酵素がマグネシウムを必要とします。

また、余分な脂肪分が体内に吸収されるのを抑えてくれる働きもあります。

以前、「にがり」が便秘にいいと大ブームになりましたが、その理由は成分のマグネシウムでした。マグネシウムは大腸で水分を吸って、便をやわらかくし、またふくらんで腸を刺激し、便通をうながしてくれます。この働きを利用してつくられたのが、便秘の治療薬である酸化マグネシウム系下剤で、日本では１００年以上も前から使われています。

マグネシウムの摂取量は目標値より不足しているうえに、甘いものの食べ過ぎや、ストレスなどによって消費されがちです。

マグネシウムを多く含む食材には、昆布、ひじき、あさり、納豆、牡蠣などがあります。１日に少なくとも1品はこれらの食品を食べるようにしたいものです。

マグネシウムの必要量の目安（1日）

	男性	女性
18〜29歳	340mg	270mg
30〜49歳	370mg	290mg
50〜69歳	350mg	290mg

（2015年 厚生労働省「日本人の食事摂取基準」より）

マグネシウムをたくさん含む食べ物（100g中）

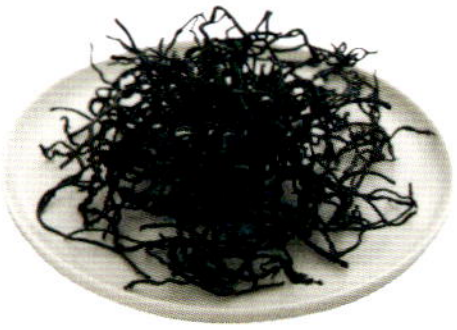

ひじき（干）　620mg

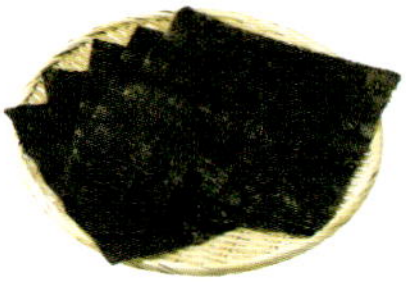

焼のり　300mg

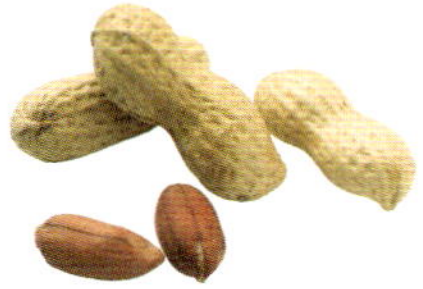

落花生　100mg

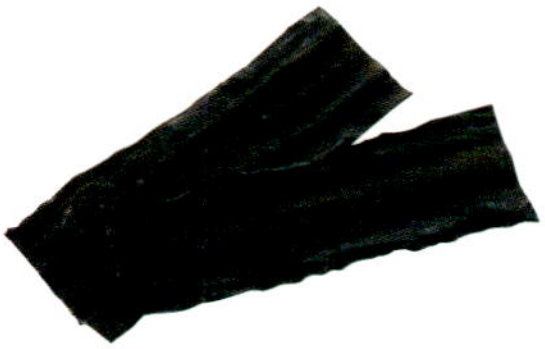

昆布（乾）　540mg

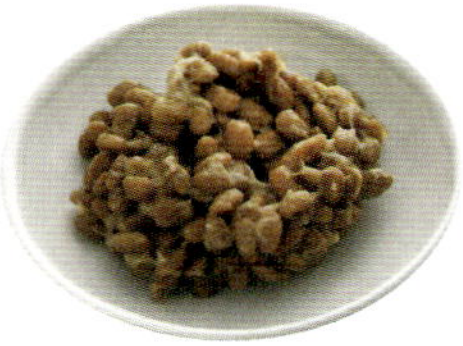

納豆　100mg

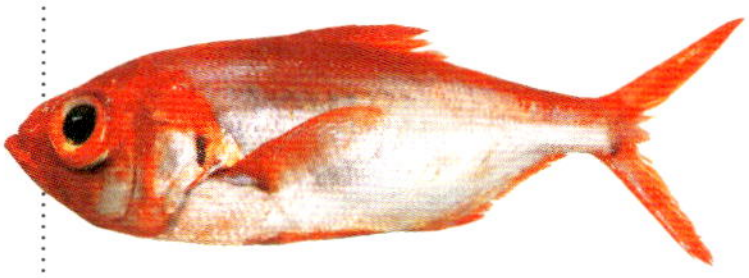

きんめだい　73mg

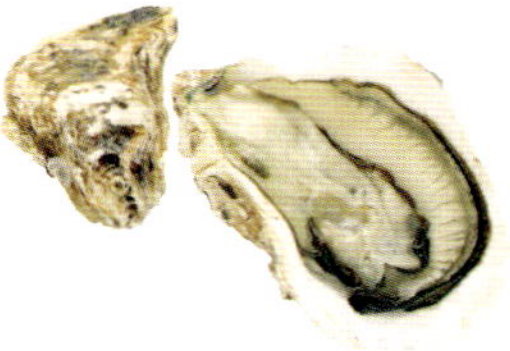

牡蠣　74mg

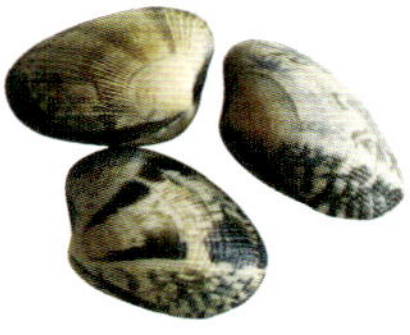

あさり（生）　100mg

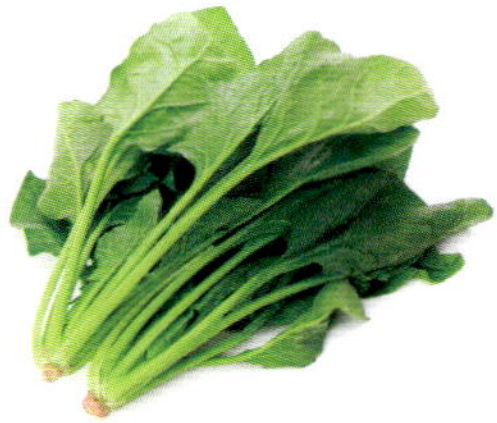

ほうれん草（茹）　40mg

だしに含まれる「グルタミン酸」は胃腸の運動量を高める

グルタミン酸はアミノ酸の一種。昆布やかつおぶしなどのだしに含まれるうま味成分の代表的なもので、市販のうま味調味料にも含まれています（56ページのグルタミンと名前は似ていますが、違うものです）。

グルタミン酸は、免疫機能をもつ小腸の大切なエネルギー源です。胃のなかの副交感神経の活動を活発にする働きもあり、胃腸の働きをよくする効果があります。ほかに、脳のエネルギー源として脳の活動を活発にしたり、アンモニアを解毒して疲労を回復する効果もあります。

グルタミン酸は体内で合成できる非必須アミノ酸ではありますが、アミノ酸のなかでもっとも割合が多いので、ほかのアミノ酸の合成にもたくさんかかわっており、足りなくなると健康にさまざまな悪影響が出てきます。

うま味成分たっぷりのだしを用いたみそ汁などで、グルタミン酸をとりましょう。グルタミン酸はほかに、納豆や豆腐、みそ、しょうゆなどの大豆製品にも多く含まれています。意外なところでは緑茶やトマト、いわし、白菜などにも多く含まれます。

グルタミン酸はだしのうま味成分

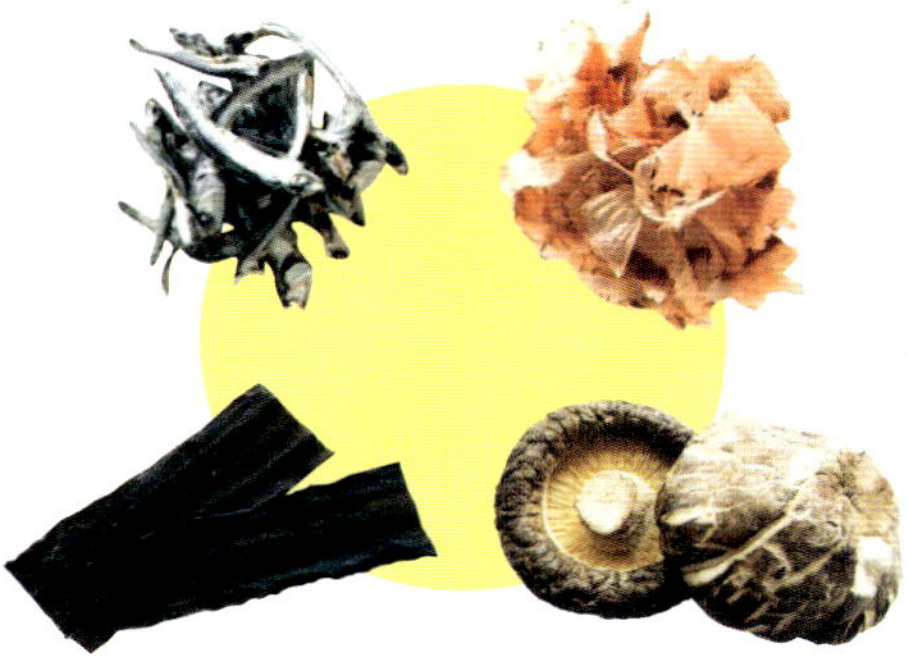

昆布、かつおぶし、煮干し、干ししいたけなどからとるだしに含まれています。

Recipe

グルタミン酸
レシピ

具だくさんのおいしいみそ汁

けんちん汁

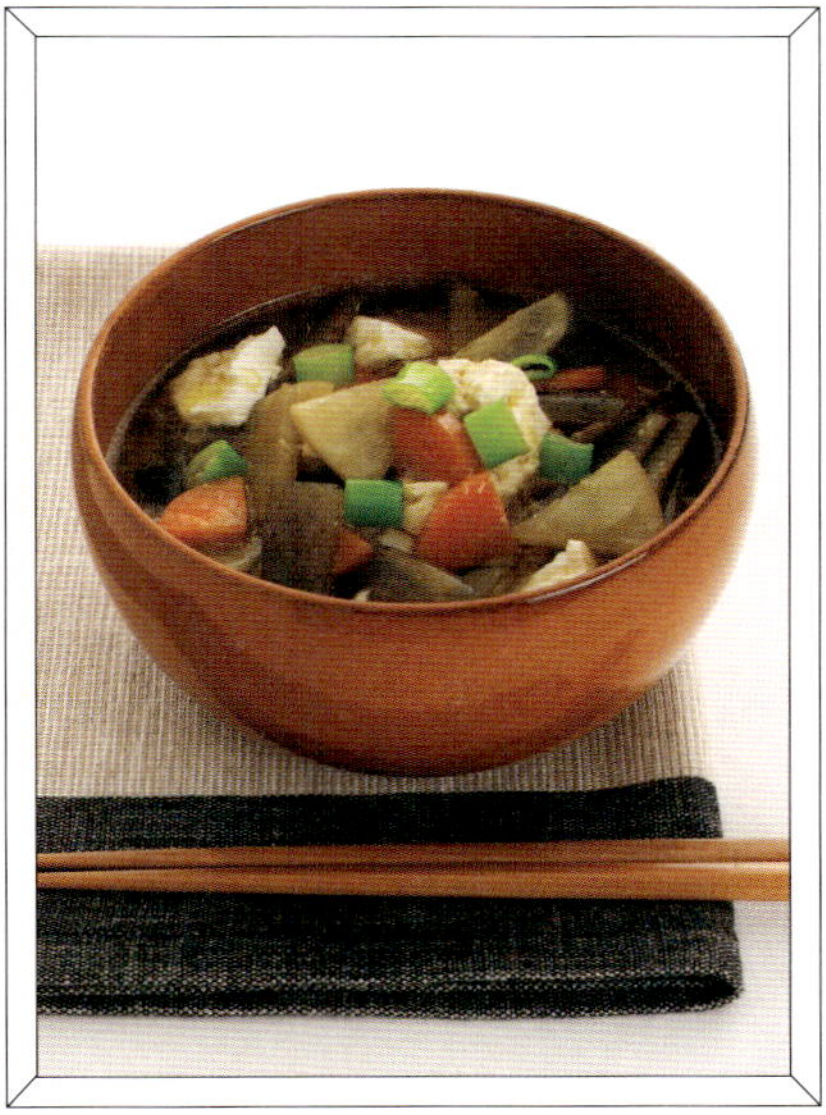

材料（2人分）

大根……1 cm
にんじん……1/4 本
ごぼう……4 cm
こんにゃく……1/6 枚
木綿豆腐……1/2 丁
オリーブオイル……大さじ 1/2
だし汁……2 カップ
長ねぎ……1/3 本
みそ……約大さじ 2 弱

作り方

①大根、にんじん、ごぼう、こんにゃくは一口大に切る。豆腐は手で粗くくずす。

②鍋にオリーブオイルを熱し、①を入れて中火で炒める。

③だし汁を加え、野菜がやわらかくなるまで煮る。

④小口切りした長ねぎを加え、みそを溶き入れる。

ビフィズス菌のえさになって腸内バランスを整える「オリゴ糖」

オリゴ糖は糖質の一種で、小腸では消化・分解されず、大腸まで届きます。そして**善玉菌の代表であるビフィズス菌のえさとなり、善玉菌を増やして腸内細菌のバランスを整えてくれます。**

ビフィズス菌の多くは胃で消化されてしまうため、食事でとってもなかなか腸までは届きません。ですから、小腸で分解されずに大腸まで届くオリゴ糖はとても大切なのです。慢性便秘症の患者さんにオリゴ糖をとってもらった調査では、ほとんどの人に便通改善効果が現れています。

オリゴ糖にはたくさんの種類があります。代表的なのはフラクトオリゴ糖で、ねぎやごぼう、バナナなどに含まれています。ダイズオリゴ糖は大豆に、イソマルトオリゴ糖はみそやしょうゆ、はちみつに、ガラクトオリゴ糖は牛乳に多く含まれています。**オリゴ糖の摂取目安は1日あたり3～5g。**甘味料のかたちで販売されているオリゴ糖を、ふだん使っている砂糖におきかえたり、オリゴ糖を含む食材を積極的にとっていただければと思います。

腸内バランスを整えるオリゴ糖のかしこいとり方

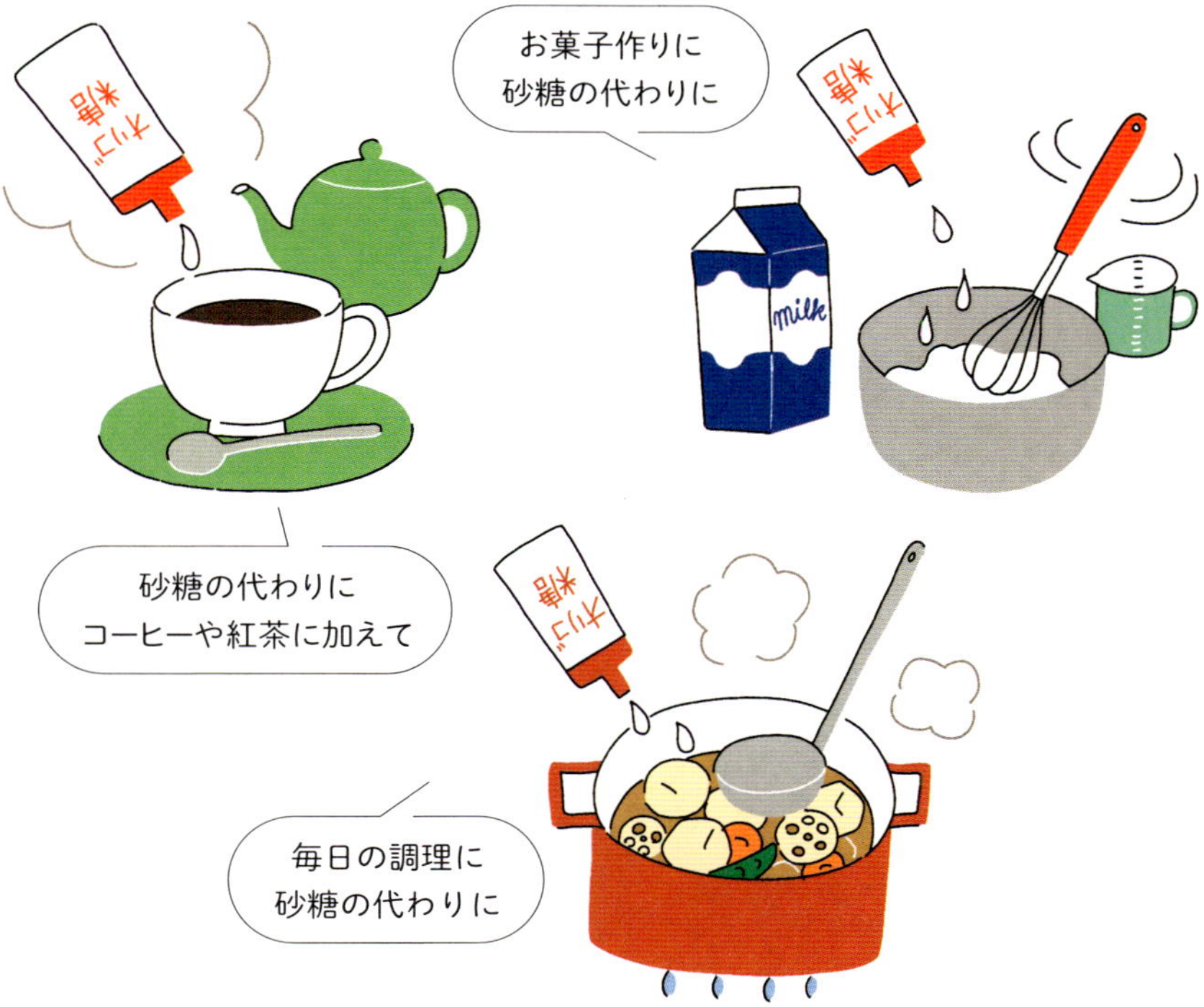
お菓子作りに
砂糖の代わりに
オリゴ糖
milk
砂糖の代わりに
コーヒーや紅茶に加えて
毎日の調理に
砂糖の代わりに

オリゴ糖をたくさん含む食べ物

蒸し大豆	いんげん豆	小豆
きなこ	えんどう豆	豆腐
玉ねぎ	豆乳	ごぼう
エシャロット	バナナ	はちみつ

「バナナ」は整腸効果が抜群！
夜に食べてダイエットにも

バナナには食物繊維やオリゴ糖などが含まれていて、便秘で悩む患者さんによくすすめる食材のひとつです。ほかにも、たんぱく質の代謝に欠かせないビタミンB群やミネラル、ポリフェノールなど抗酸化物質も多く、美肌効果やアンチエイジングの効果も期待できます。

バナナはダイエットにも効果的。バナナの甘みと食べごたえは大きな満足感を与えてくれるので、カロリーも高いと思われがちですが、１本（約１００ｇ）のカロリーはたった86キロカロリー。ごはん1杯（１５０ｇ）２５２キロカロリー、５枚切り食パン1枚（80ｇ）２１１キロカロリーと比べると、かなり低いことがわかります。

ダイエットのための効果的なとり方は、夜、食事の前にバナナを食べること。夕食30分前にバナナ２本を食べ、約２００㎖の水分（白湯など）を飲みます。これだけで、夕食は普通に食べてかまいません。バナナを食べているので、夕飯はたくさんは食べられず、暴飲暴食が抑えられます。ダイエットにありがちなイライラも起こりません。「夜バナナダイエット」は、ストレスなく健康的にやせられる方法です。

バナナの排便効果&美肌効果

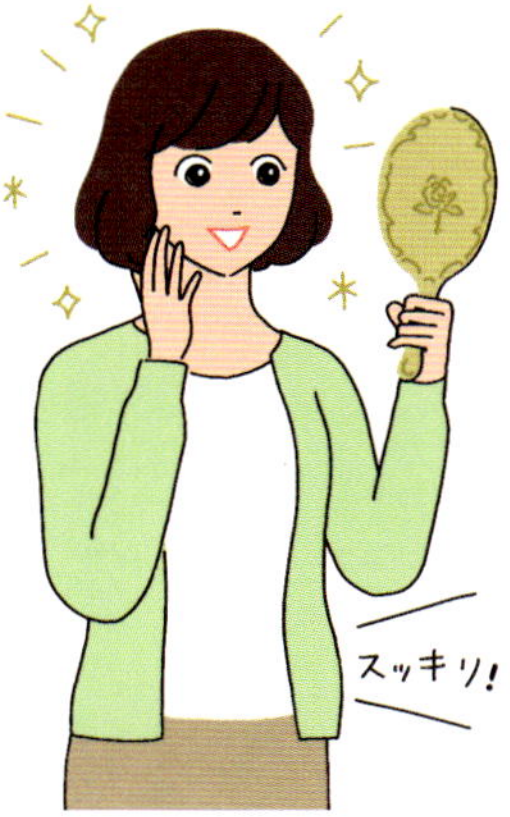

30 ～ 49歳の女性36人のうち、肌水分値が低い21人に、バナナを1日2本4週間食べ続けてもらったところ、排便状況、肌の水分、明るさ、弾力などすべてが改善!

夜バナナダイエットのやり方

夕飯前にバナナを2本食べる

200mlの水分（白湯など）をゆっくり飲む

夕飯は普通に食べてOK（ただし、満腹感を感じたら食べるのをやめること）

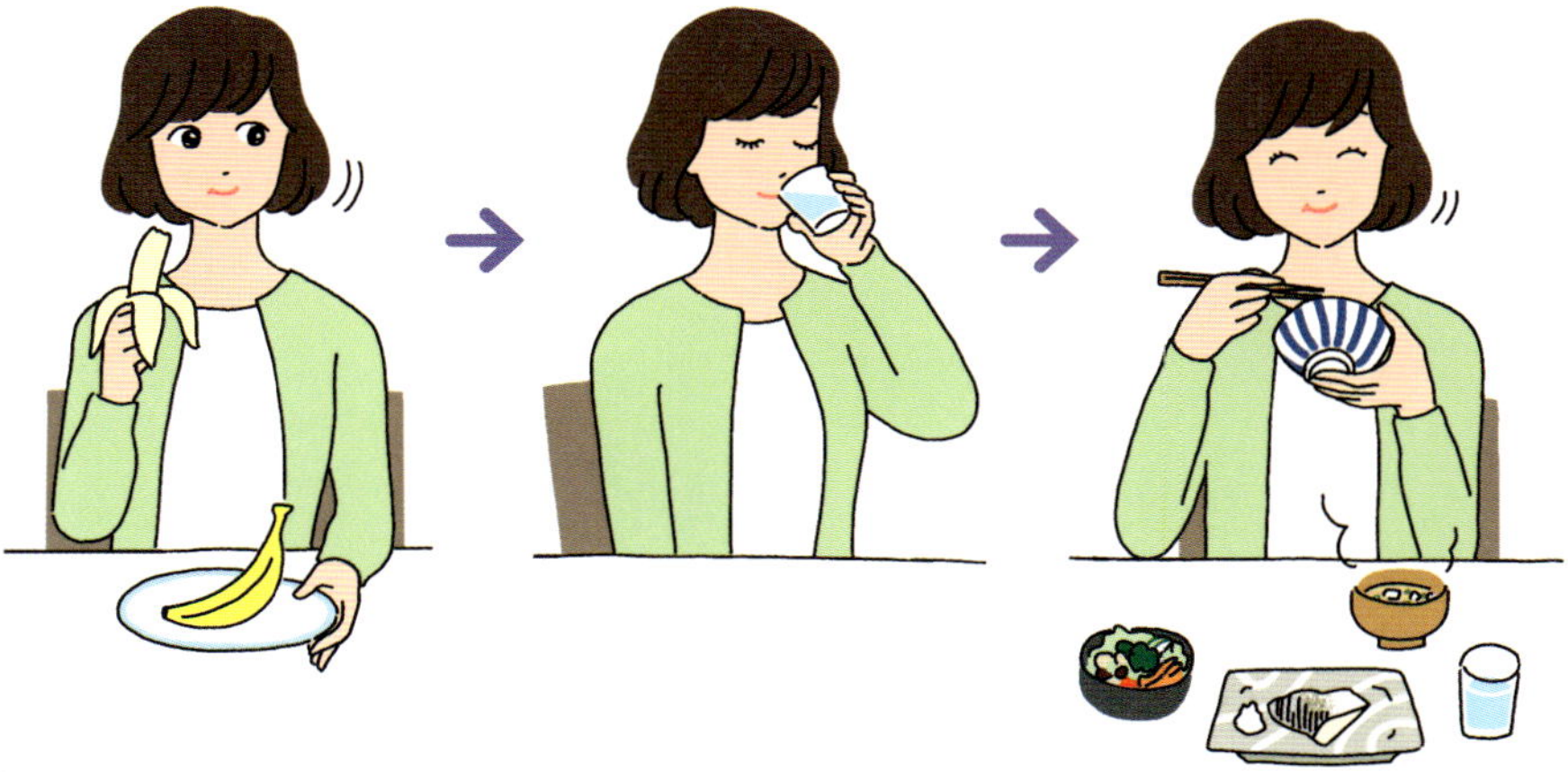

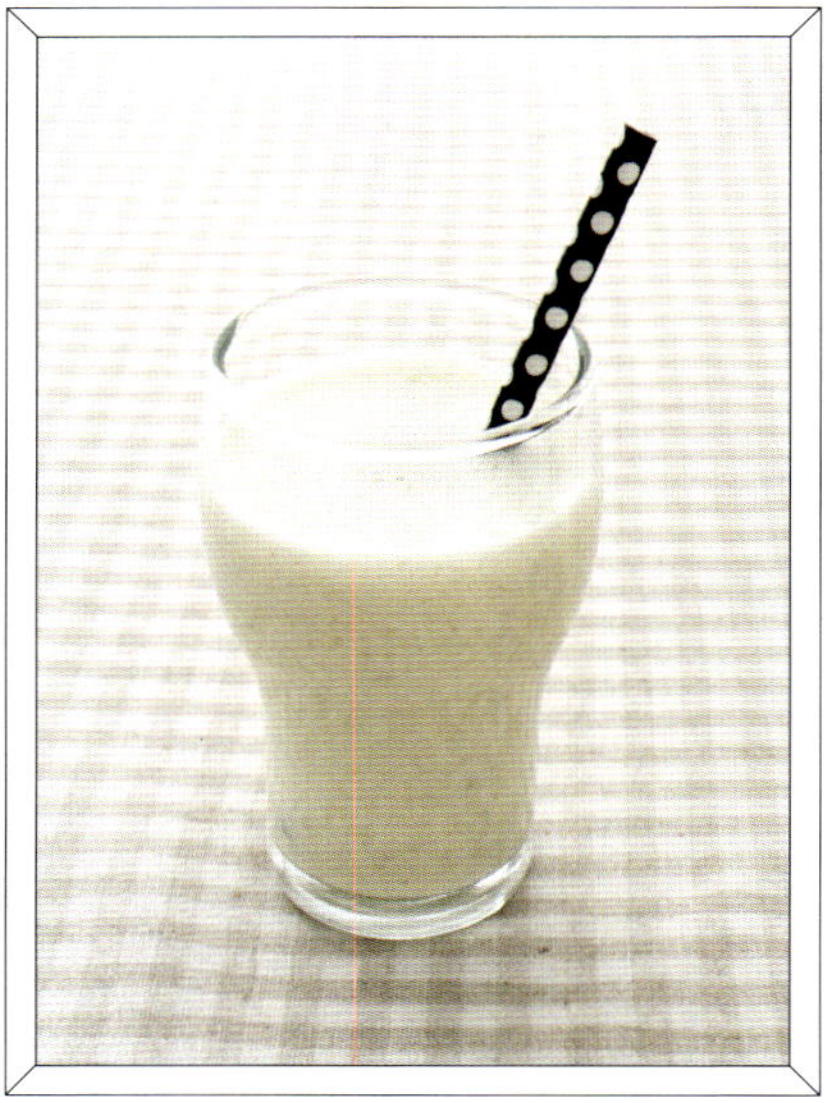

1杯でうれしい満足感

豆乳バナナジュース

材料（1杯分）

バナナ……1本
豆乳……200ml

作り方

①バナナは皮をむき、適当な大きさに切る。

②バナナと豆乳をミキサーに入れて混ぜる。

*p.106「週末ファスティング」「7日間腸内リセット」のファスティングジュースとしても使えます。

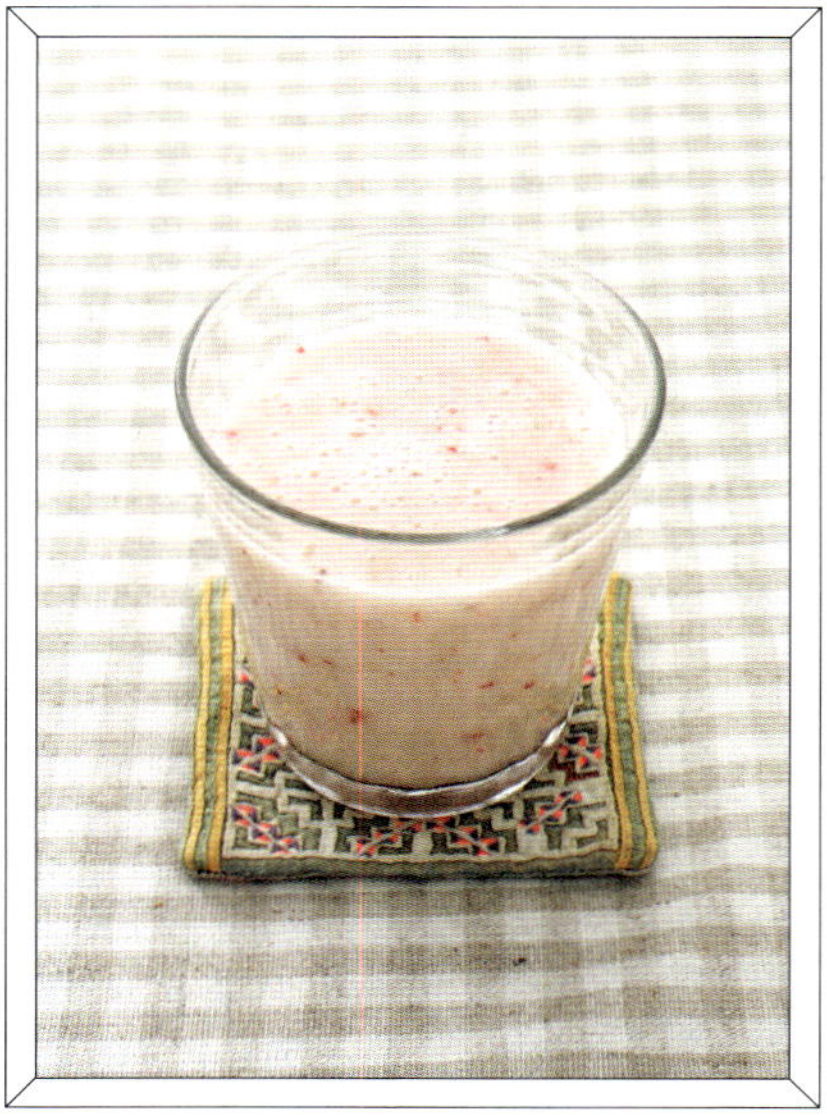

「飲む点滴」甘酒をプラス！

バナナといちごと甘酒のスムージー

材料（1杯分）

バナナ……1/2本
いちご……4粒
甘酒……200ml

作り方

①バナナは皮をむき、適当な大きさに切る。

②すべての材料をミキサーに入れて混ぜる。

*甘酒は半量を水にしてもOK。

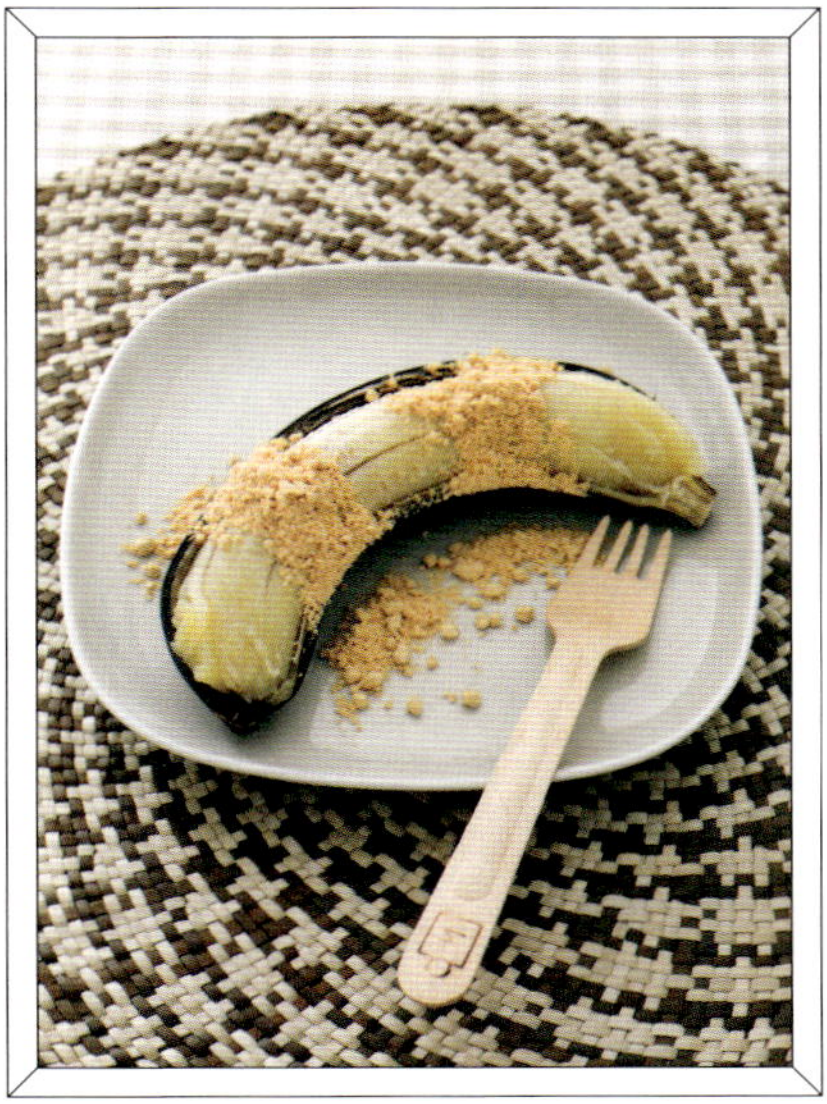

腸を温め、おいしさもアップ！

焼きバナナのきな粉がけ

材料

バナナ……1本
きな粉……大さじ1

作り方

①バナナの皮に包丁で1本切れ目を入れる。

②耐熱皿に切れ目を下にしてのせ、レンジ500Wで1分加熱する。上下を返してさらに約1分半加熱する。

③皮全体が黒くなったら切れ目から皮をむき、きな粉をかける。

＊バナナがとても熱くなるので、皮をむくときはやけどに注意。

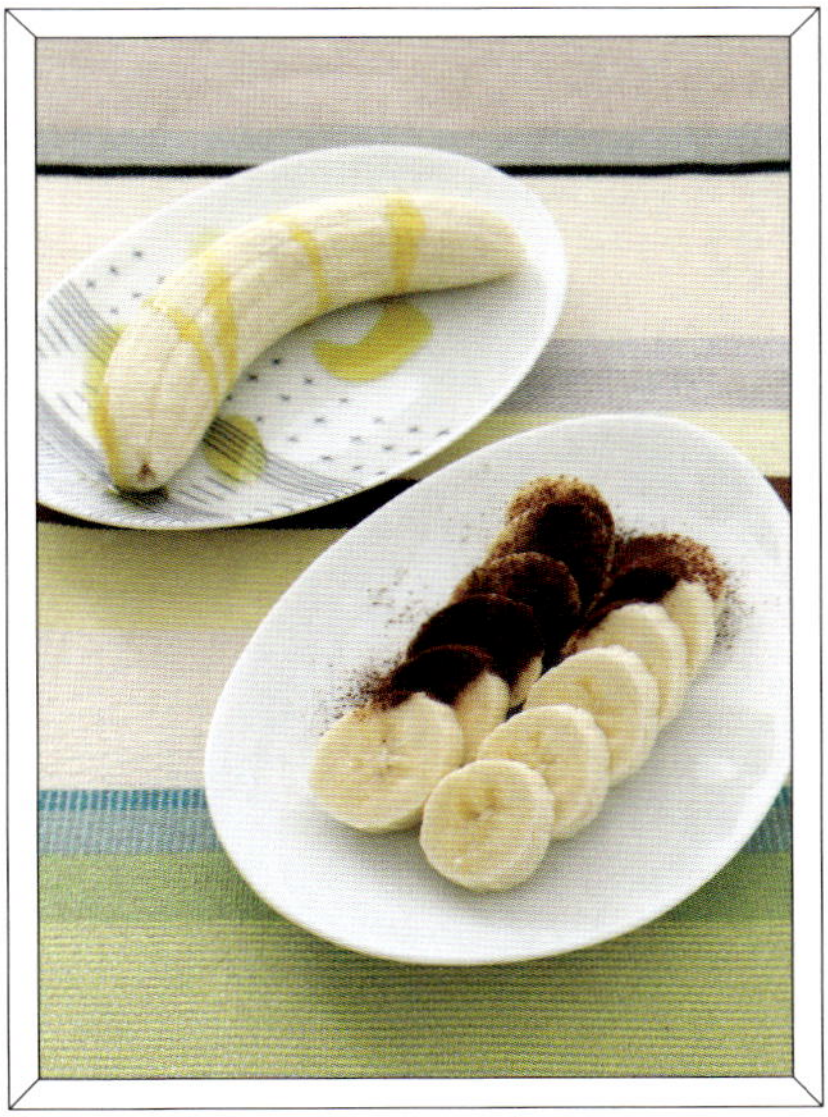

オリーブオイルやココアをかけるだけ

オリーブバナナ＆ココアバナナ

材料（各１人分）

バナナ……1本
オリーブオイル……大さじ1

バナナ……1本
ココア……小さじ1

作り方

①バナナは皮をむく。食べやすいように切ってもよい。

②それぞれにオリーブオイル、ココアをかける。

王様も好んで飲んだ
不老長寿の薬「ココア」

チョコレートと同じように、カカオ豆を発酵してつくられるココア。**カカオ豆には、老化の原因といわれる活性酸素を抑えるカカオポリフェノールが、紅茶やウーロン茶の4倍も含まれています。**

さらに食物繊維も豊富。１００ｇあたり23・９ｇも含まれています。内訳は8割が不溶性、２割が水溶性で、２種類の食物繊維がしっかりとれます。このほか、マグネシウム、鉄、亜鉛などのミネラルも多く含まれています。

ココアに含まれるカカオリグニンという食物繊維は、消化されずに腸まで届いて、便通をよくしてくれます。また、体を温める作用も確認されていて、冷え腸の人にはうれしい効果です。

ほかに、インフルエンザの感染を抑える、ピロリ菌を抑える、傷の治りを早くする、認知症を予防するなどなど、ココアには体にいい効果がたくさん確認されています。古代アステカの王が「不老長寿の薬」として飲んでいたというのもうなずける、すぐれた健康飲料なのです。

ココアの便秘解消効果

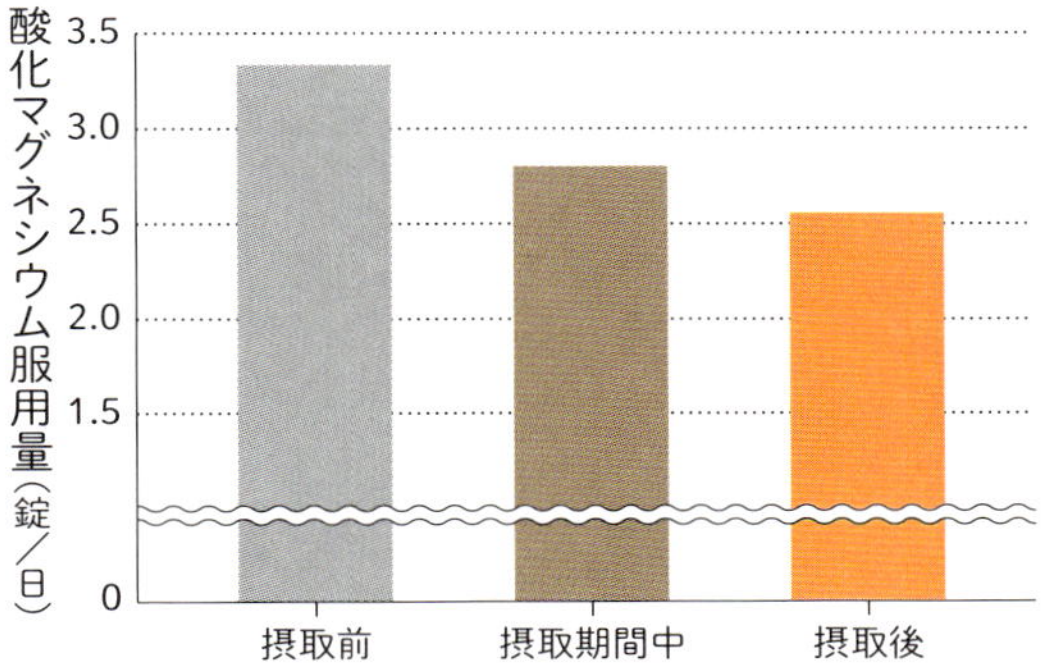

マグネシウム製剤を服用中の慢性便秘症の患者さん22名に、大さじ山盛り1杯のココア（カカオ70％）をお湯120mlに溶かして1日1杯飲むことを28日間続けてもらったところ、便秘薬の量が明らかに減りました。

ココアのからだ温め効果

冷え症を自覚する女性12名にココア、コーヒー、緑茶、白湯のホット飲料を100ml飲んでもらい、手の甲の温度を測ったところ、ホットココアが明らかに高く、温かさが持続することがわかりました。

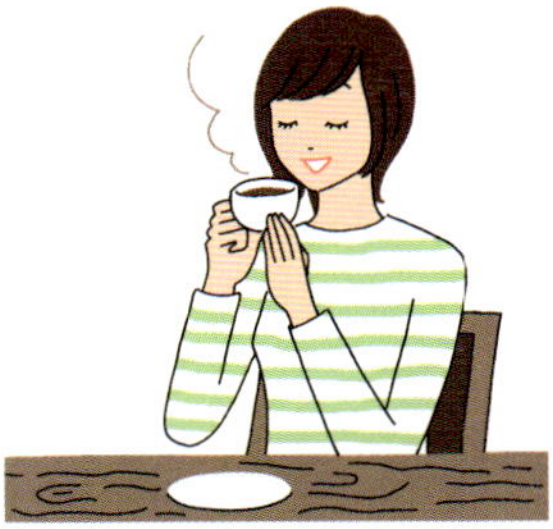

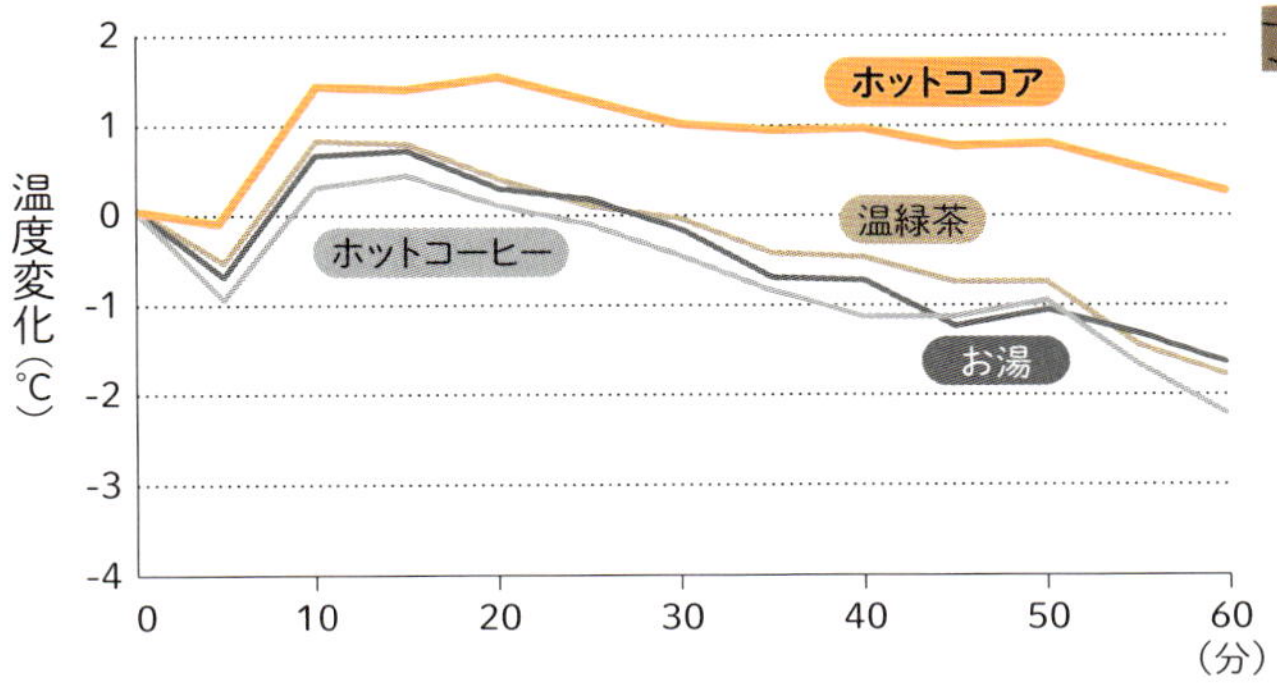

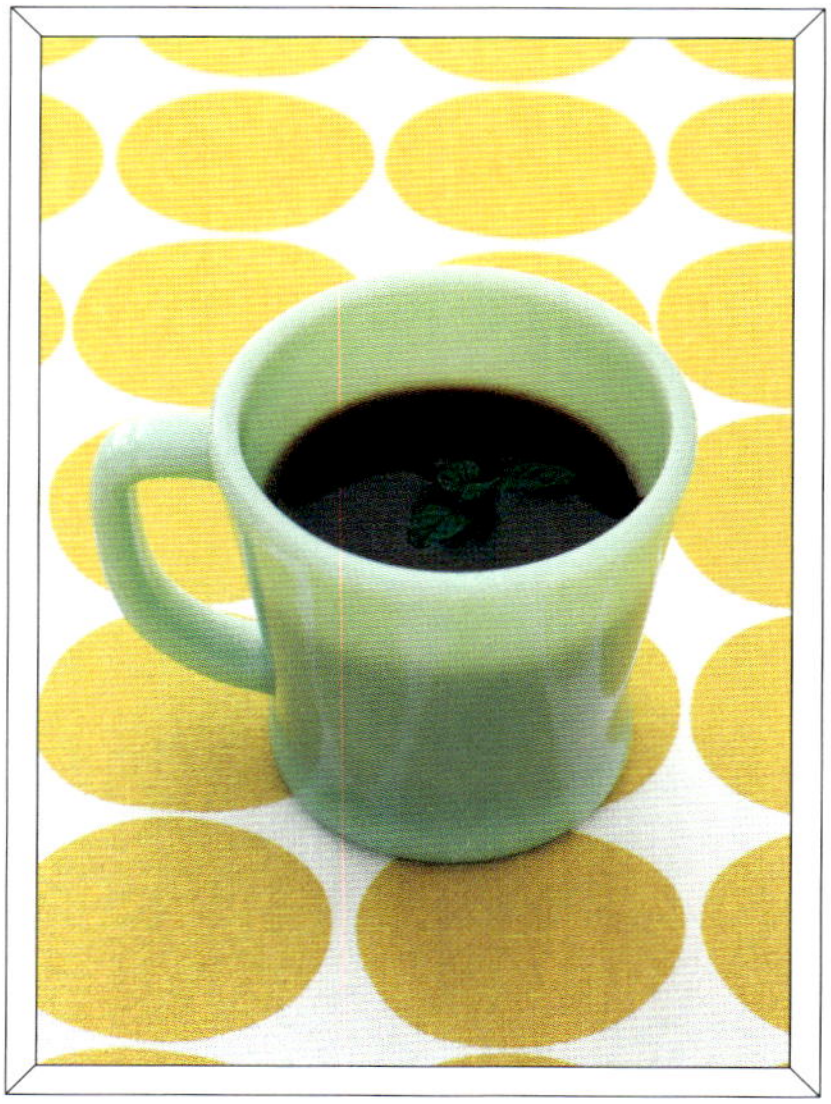

朝にオススメのさわやかさ

ココアミントティー

材料（1 杯分）

ペパーミントティー……1杯分
純ココア……小さじ2
オリゴ糖……小さじ2

作り方

カップにペパーミントティーを注ぎ、ココア、オリゴ糖を加えてよく混ぜる。

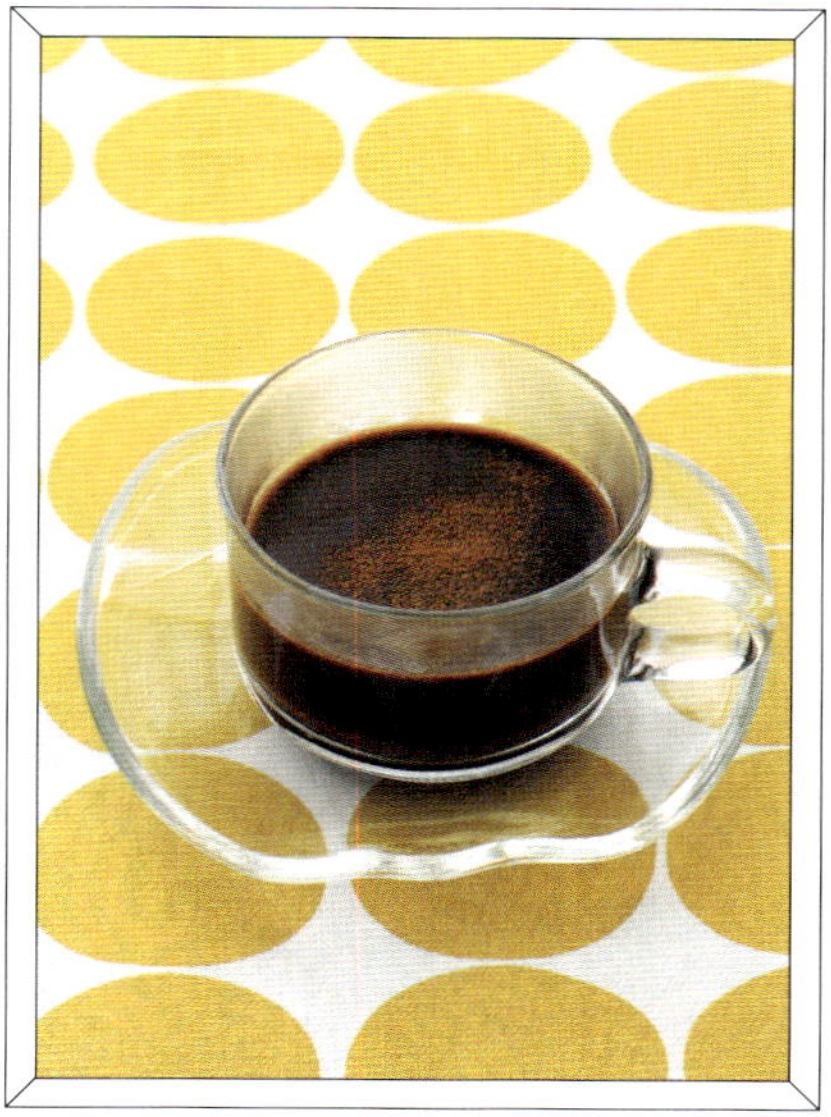

香りゆたかな大人の味

ジンジャーシナモンココア

材料（1 杯分）

純ココア……大さじ1
熱湯……200ml
しょうが（すりおろし）……小さじ1
オリゴ糖……小さじ2
シナモンパウダー……少々

作り方

①カップにココアと少量の熱湯を入れ、スプーンでよく練る。

②残りの熱湯、しょうが、オリゴ糖を加えてよく混ぜ、シナモンパウダーをふる。

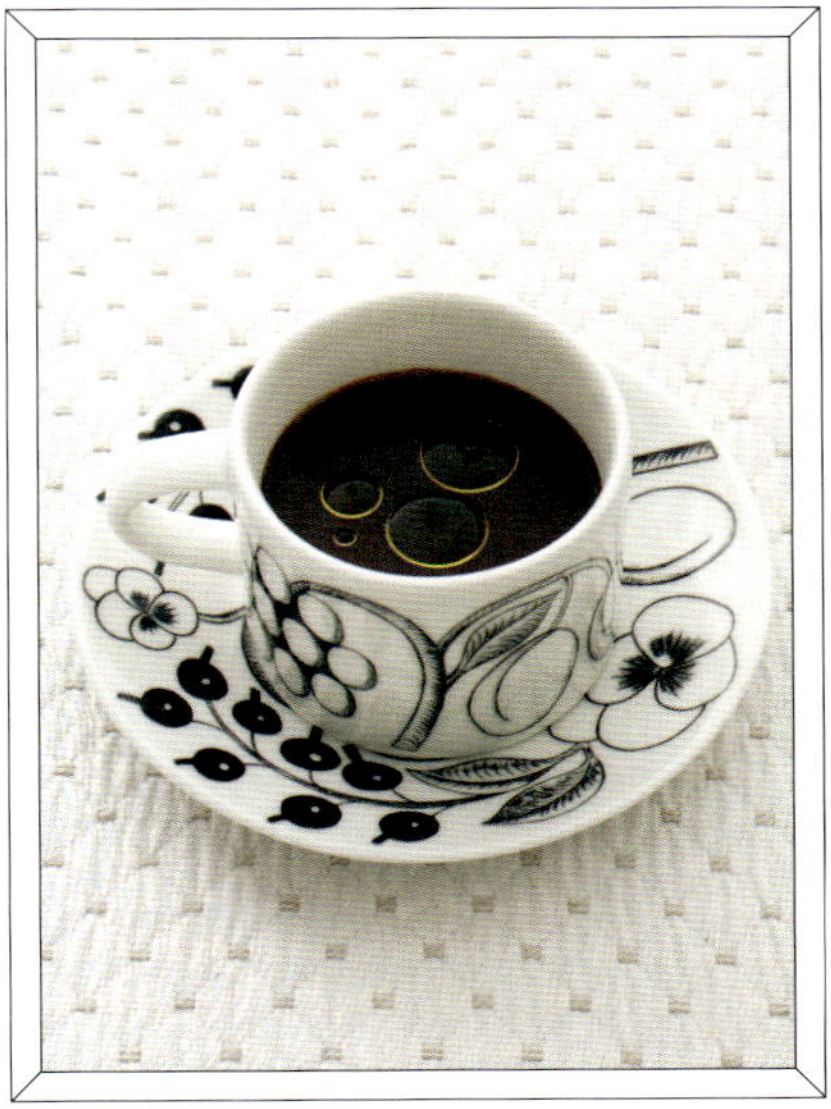

抜群の腸温め効果!

オリーブココア

材料（1杯分）

純ココア……大さじ1
熱湯……200ml
オリーブオイル……小さじ1
オリゴ糖……小さじ2

作り方

①カップにココアと少量の熱湯を入れ、スプーンでよく練る。

②残りの熱湯を注ぎ、オリーブオイルとオリゴ糖を加えてよく混ぜる。

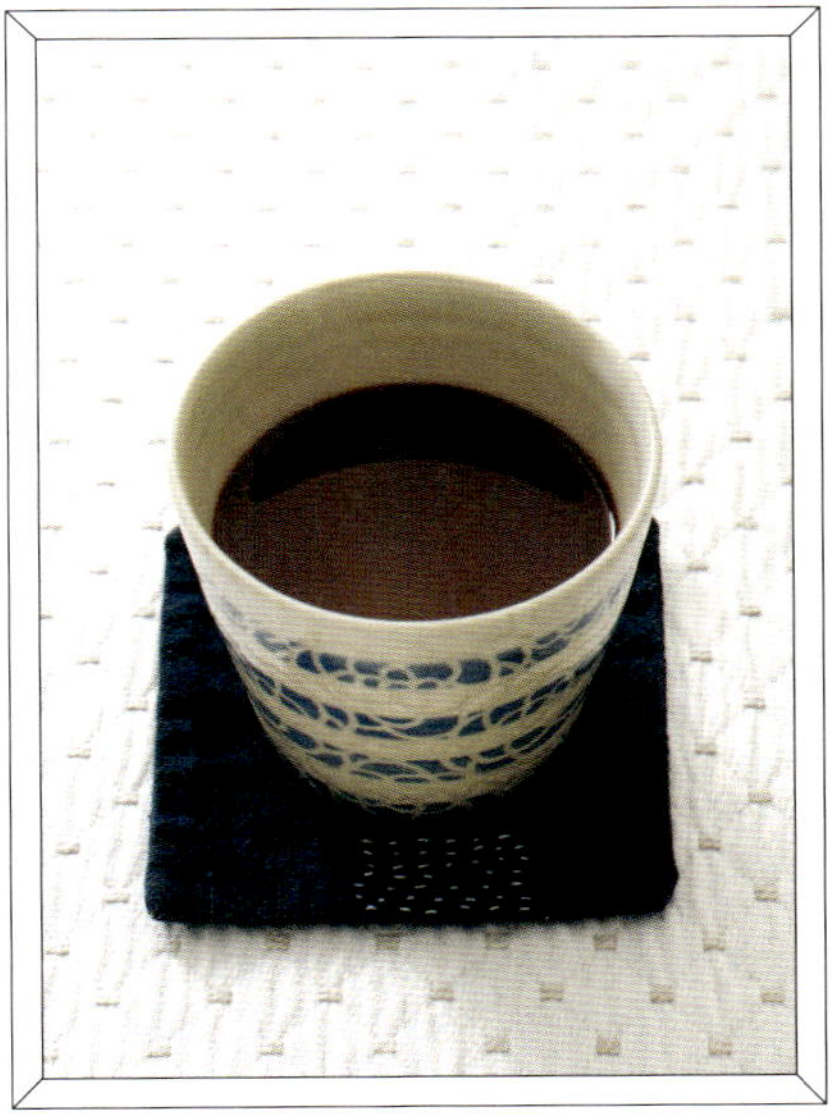

発酵食品の組み合わせ

甘酒ココア

材料（1杯分）

甘酒（加糖タイプ）……200ml
ココア……小さじ2

作り方

①耐熱性のカップに甘酒を入れ、レンジ500Wで約2分加熱する。

②ココアを入れてよく混ぜる。

お腹にたまったガスを出す
腸にいいハーブ「ペパーミント」

ペパーミントは日本では「ハッカ」といい、香草であるハーブの一種です。さわやかな香りが特徴で、数多いミントのなかでも薬効にすぐれ、腸の働きをよくする作用があります。

具体的には、**お腹にたまったガスを排出させたり、腸管のけいれんを抑える**働きです。かつて医療の現場では、たまったガスの解消のために、ハッカ油入りの湿布をお腹に貼る「メンタ湿布」がよく行われていました。

またドイツなどヨーロッパでは、便秘などでガスがたまることで起こる腹部膨満感を解消するのに、ペパーミント入りの水を飲む習慣があります。こうした働きは主成分のメントールによるもので、筋肉の収縮や緊張をほぐす作用があるのです。

このほかにもペパーミントには消化不良や胸やけを解消する作用、血管拡張作用や殺菌・抗ウイルス作用、鎮静作用などもあります。**血管拡張作用があるということは、血液循環をうながす働きが期待できるということ。冷え症で便秘がちな人には特におすすめのハーブです。**

Recipe
ペパーミント
レシピ

さわやかな毒出しドリンク

ペパーミントジンジャーティー

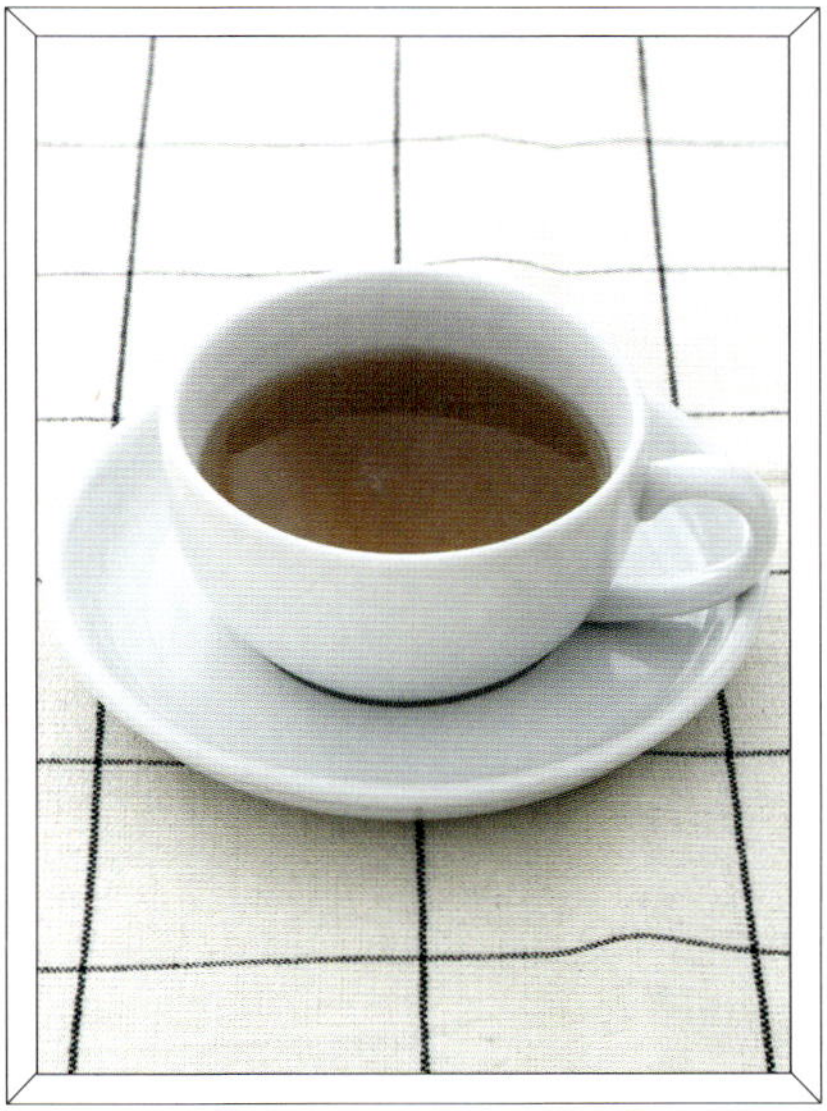

材料（1杯分）

ペパーミントティー……1杯分
レモン汁……大さじ1～2
しょうがのすりおろし……小さじ1
オリゴ糖……大さじ2

作り方

カップにペパーミントティーを注ぎ、レモン汁、しょうが、オリゴ糖を加えてよく混ぜる。

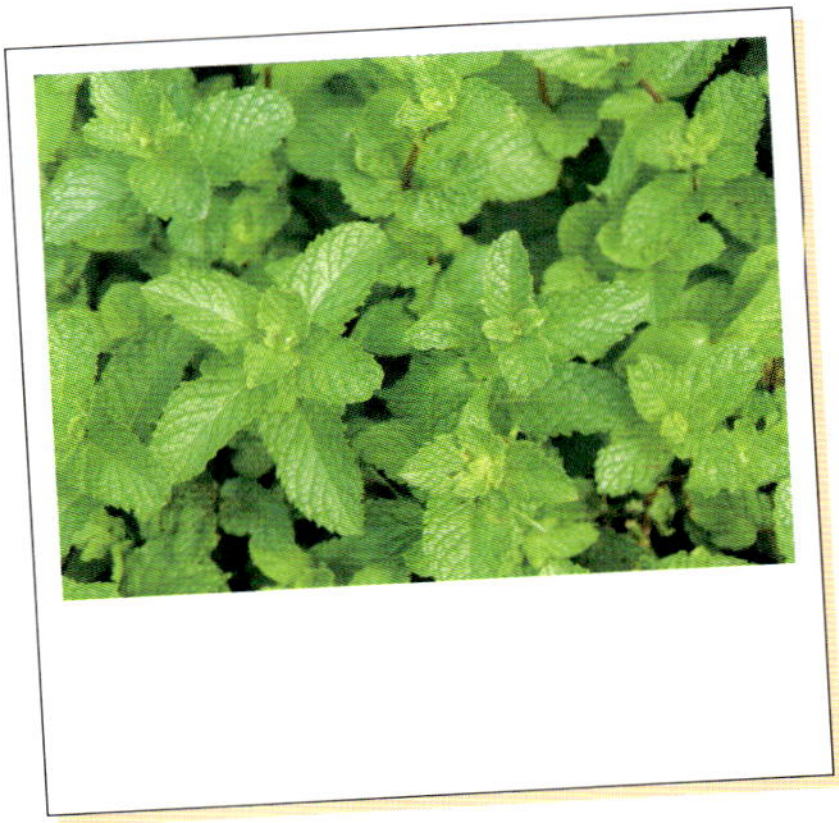

このペパーミントジンジャーティーは、漢方薬のなかでもマイルドな下剤とされる「防風通聖散（ぼうふうつうしょうさん）」をモデルに考えました。
ペパーミントによる強力な解毒作用、健胃作用、ガスの排出作用に、しょうがのからだ温め作用、排尿作用が加わって、停滞腸の人には特にオススメ。デトックス効果があり、「毒出しティー」とも呼んでいます。

薬効のある「スパイス&ハーブ」から温め効果や減塩にも

香りや辛味を加えたり、臭みを消したりしてくれるスパイスとハーブ。どちらも日本でいう生薬《しょうやく》に相当するもので**「薬効」があります。**食欲増進、疲労回復、強壮・殺菌作用などさまざまあり、なかでも**「胃や腸の働きをよくする効果」はほとんどのスパイス＆ハーブに共通しています。**

身近なものにはジンジャー、ペパーミント、シナモンなどがあり、私はこれらを使った「ペパーミントジンジャーティー」（77ページ）や「シナモンジンジャーティー」（80ページ）を、腸の機能を高める飲み物として患者さんにおすすめしています。

また、**ターメリック、シナモン、ジンジャー、クローブなどのスパイスをたっぷり使ったカレーは腸の温め効果が高く、冷え腸の人にオススメ。**最近ではターメリックの成分のクルクミンに抗がん作用がある可能性が指摘され、注目が集まっています。

スパイスやハーブを料理に使うと、塩分を減らせることもメリットです。カレー粉、ペッパー（こしょう）、ガーリック、タイム、唐辛子などを加えることで、塩気が少なくてもおいしく食べられるようになります。

よく使われるスパイス&ハーブ

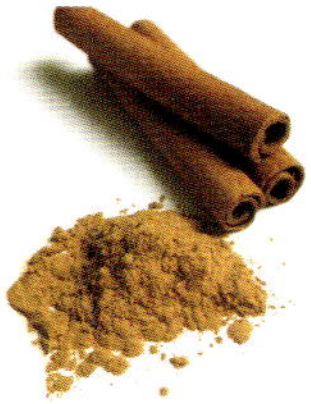

▶ シナモン

別名「桂枝（けいし）」。体を温める、余分な水分を排出する、血糖値や血中コレステロールの数値を改善する作用もあります。

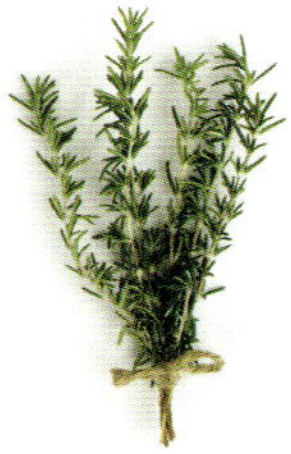

▶ ローズマリー

血行をうながし、消化機能を高めます。強力な抗酸化物質を含み、「若返りのハーブ」ともいわれます。

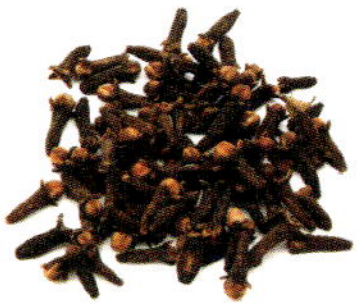

▶ クローブ

鎮痛効果・抗菌効果にすぐれ、「歯医者さんのハーブ」とも。含まれるオイゲノールには抗酸化作用があり、消化をうながし、体を温めます。

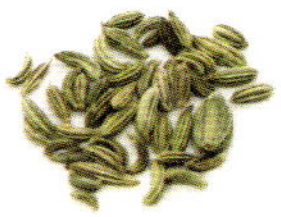

▶ フェンネル

消化を助け、胃腸にたまったガスを取り除きます。利尿・発汗作用があり、ダイエット効果のあるハーブとして知られています。

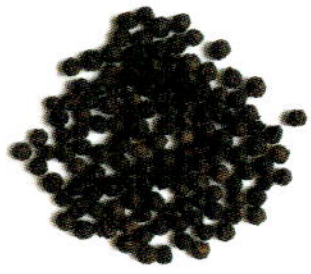

▶ ブラックペッパー

毒素を排出し、消化をうながします。強力な殺菌、消毒作用もあります。

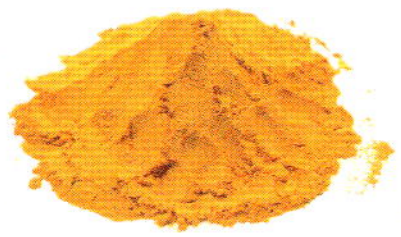

▶ ターメリック

別名「ウコン」。クルクミンという成分が肝臓の働きを高めます。血液浄化、解毒作用などがあり、がん予防の可能性も指摘されています。

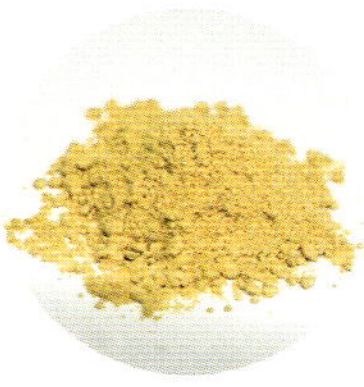

▶ ジンジャー（しょうが）

ショウガオールなどの辛味成分が血液循環をうながし体を温めます。胃腸の働きを助け、消化促進効果もあります。

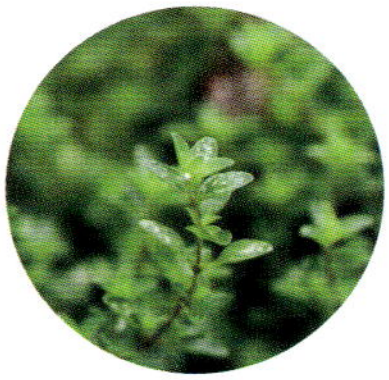

▶ タイム

とりわけ強い殺菌作用と抗ウイルス作用があります。消化促進効果やリラックス効果もあります。

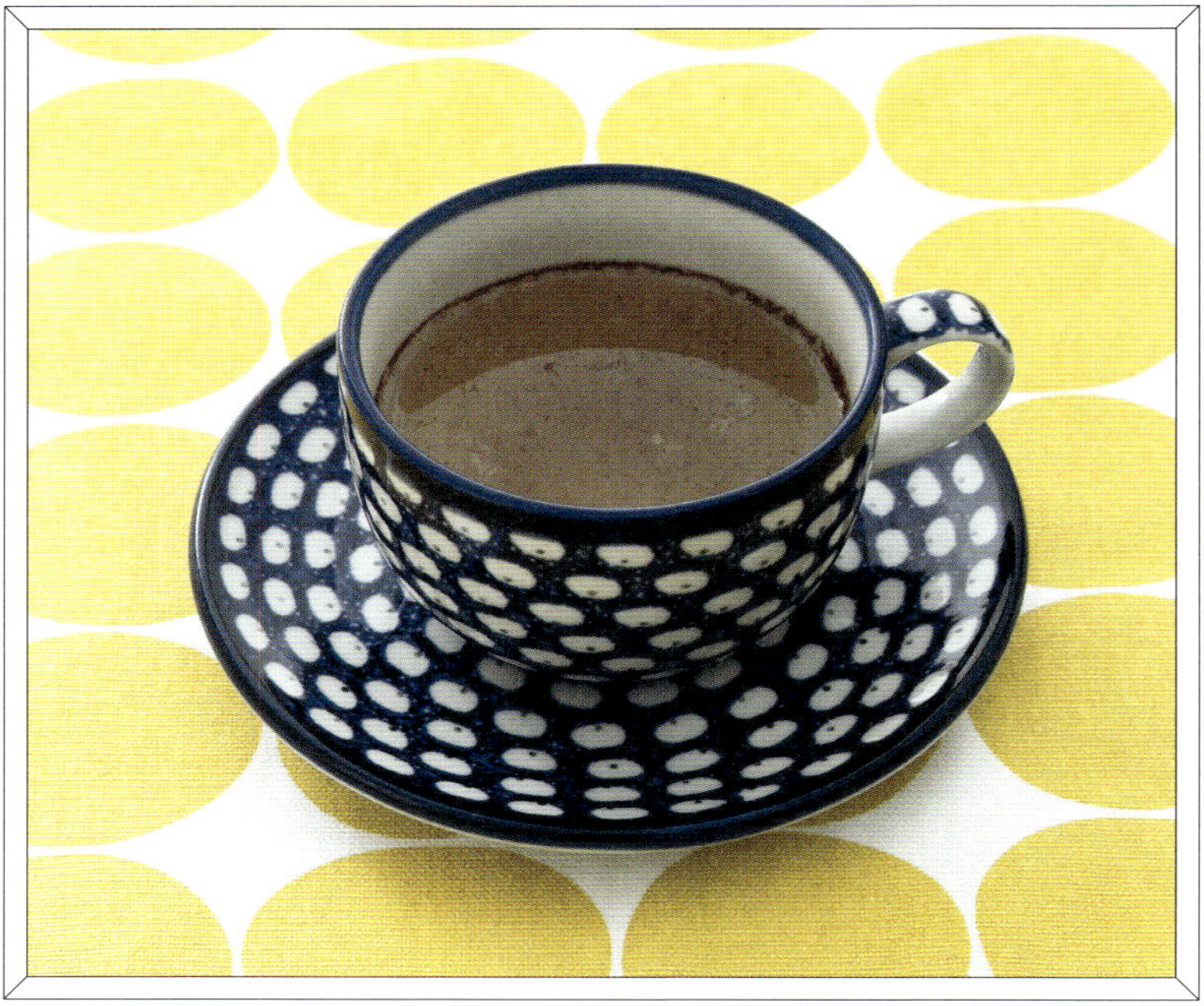

冷え腸の人に特にオススメ!

シナモンジンジャーティー

材料(1杯分)

しょうが(すりおろし)……小さじ1/2
熱湯……200ml
オリゴ糖……小さじ2
シナモンパウダー……適量
バニラエッセンス……少々

作り方

①カップに熱湯、しょうが、オリゴ糖を入れてよく混ぜる。

②シナモンパウダー、バニラエッセンスを加える。

*冷えがある人、胃腸が弱い人に有効で、臨床の現場では便秘の人などに処方される漢方製剤「桂枝加芍薬湯(けいしかしゃくやくとう)」を参考に考案したドリンクです。血行をよくして体を温め、腸の働きをよくしてくれることが、実証済みです。

Chapter

3

専門医がすすめる若返るための食べ方

食事は腹八分目に。特に朝食をきちんと食べる

老化を抑え寿命をのばしてくれる「長寿遺伝子（サーチュイン遺伝子）」を知っていますか？　この遺伝子はふだんは眠っていて、摂取カロリーを制限すると働きだします。サルを使った実験では、エサを7割に制限したサルのほうが生存率が高く、見た目も若々しかったという結果が得られました。長寿遺伝子が活性化すると、肌や血管、脳などが若く保たれるという結果も出ています。

「食事は腹八分目に抑えたほうがいい」ことは、証明されているのですね。

とはいえ、「1日1食」などの極端な食べ方はNGです。1日1食にすればやせはしますが、栄養不足になってしまいます。また、朝食を抜いて昼にどか食いをすると血糖値が急激に上昇し、糖尿病を引き起こす原因にもなります。

食事は体内時計にそったリズムが大切。**とくに朝食は大切です。排便を起こす大腸の収縮運動（大ぜん動）がもっとも強く起こるのが、朝だからです。**大ぜん動は、朝食のあと20～30分くらい続きます。朝食を食べてすぐに家を飛び出すようでは、トイレの時間がとれませんから、朝は少し余裕をもって動きましょう。

和食の朝食なら〈スーパー大麦ごはん、みそ汁、しらすおろし、漬物〉といったメニューがオススメ。みそ汁の具はわかめなどの海藻を含めた具だくさんにし、ごはんかみそ汁にオリーブオイルをたらすと完璧です。しらすにはマグネシウムが、漬物には植物性乳酸菌が含まれています。

パン派の方なら、〈ライ麦パンのオリーブオイルがけ、ザワークラウトまたは玉ねぎのマリネ、キウイフルーツのヨーグルトがけ〉などを。ザワークラウトやマリネを作り置きをしておけば、1分もかからずに用意ができます。

オススメ朝食

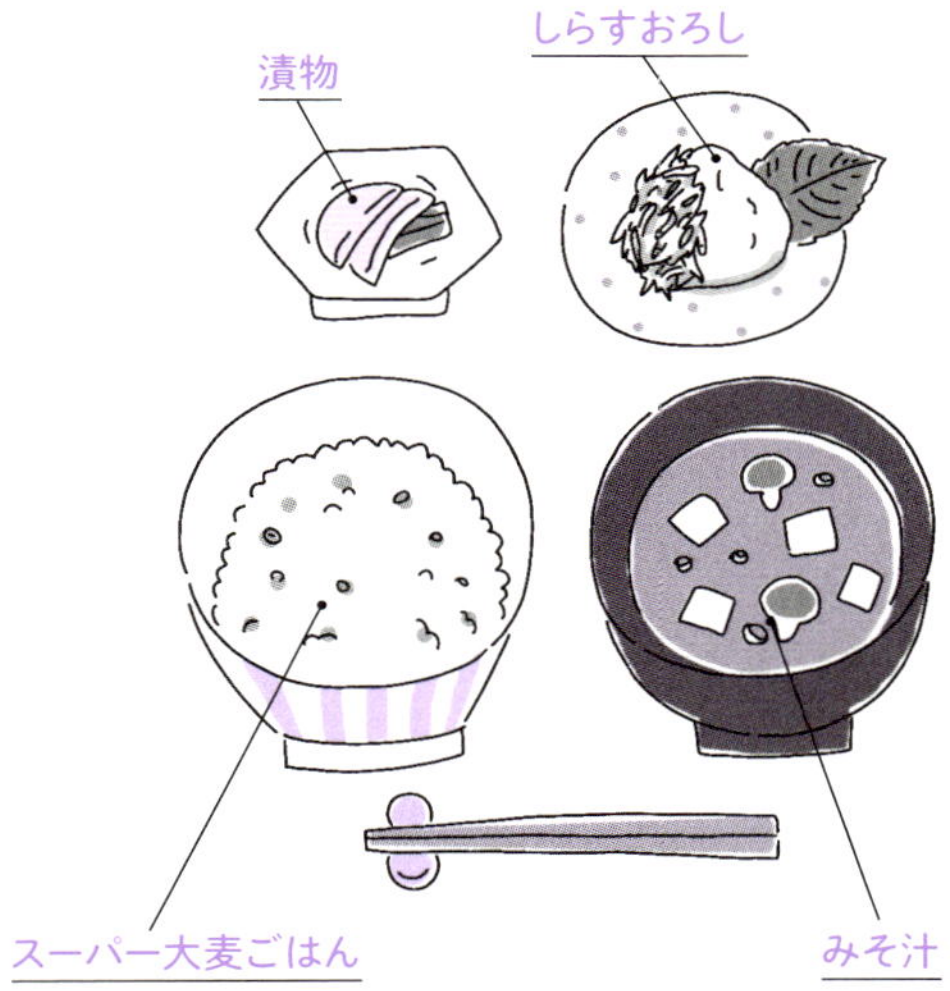

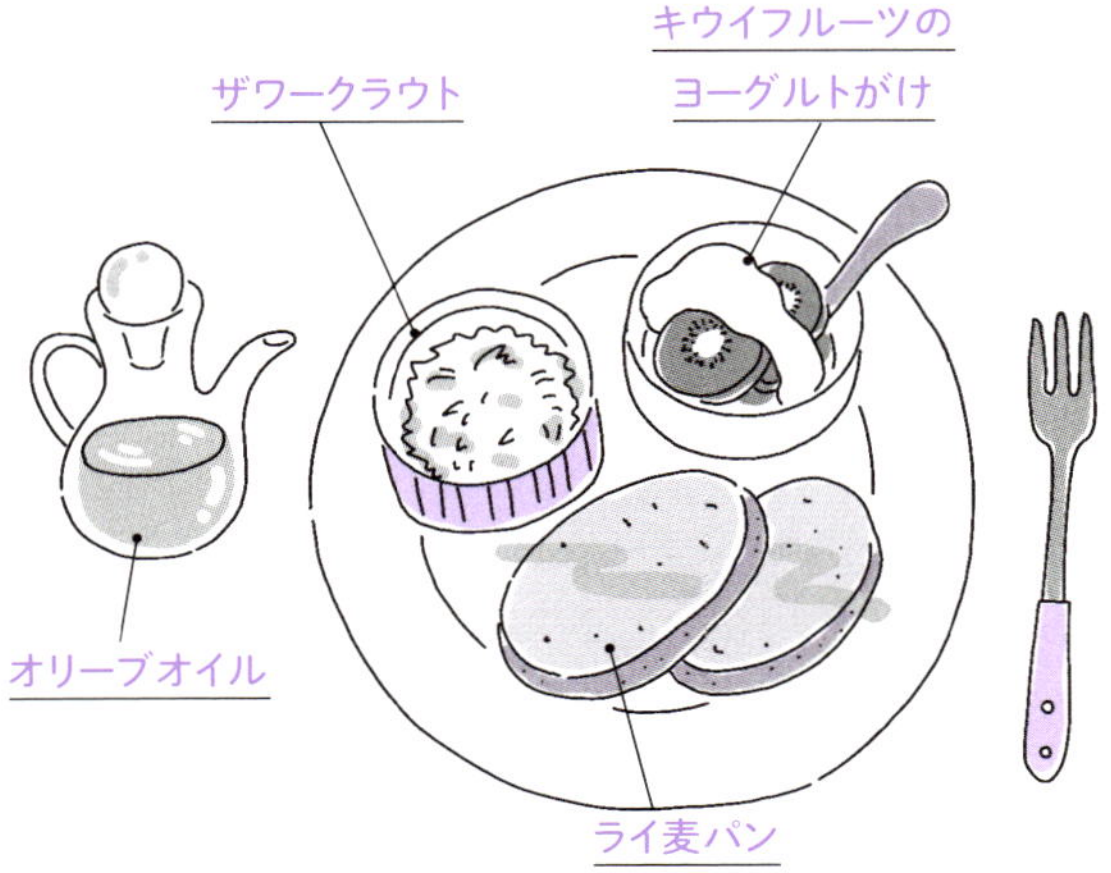

朝一番にコップ1杯の水。水分は1日1・5～2ℓ

たっぷりの水分は腸の働きを活発にします。空っぽの胃に水が入ると、胃が刺激され、大腸に「ぜん動運動を始めなさい」という信号が送られます。**朝起きたら、まずコップ1杯（200㎖）の水を飲みましょう。**

水分が少ないと、便が硬くなって出にくくなります。飲んだ水分の9割は体の代謝に使われるため、大腸まで行き着くのは残りの1割。たとえ1ℓ飲んでも100㎖ほどです。大腸にいった水分は、さらに必要な分が体内に再吸収もされるため、便に吸収される量はもっと少ないのです。

水分は、1日あたり1・5～2ℓを目安にしましょう。特に夏は汗で水分が失われ、大腸へいく分が不足して便秘が悪化する人が多いので、意識してとりましょう。

飲む水は、水道水でもミネラルウォーターでもどちらでもかまいませんが、**便秘気味のときは、「硬水」のミネラルウォーターを飲むとよいでしょう**（ただし、硬水のなかにはナトリウム含有量が多いものもありますので、これはできるだけ避けるようにしてください）。

硬水は、硬度（水１０００㎖中に溶けているカルシウムとマグネシウムを表した数値）が１ℓあたり３０１㎎以上で、排便促進効果があるマグネシウムが多く含まれています。硬水のなかでもミネラル量の多い「コントレックス（フランスのミネラルウォーター）」が便秘にすすめられていますが、独特の味がします。

朝一番にコップ1杯の水を

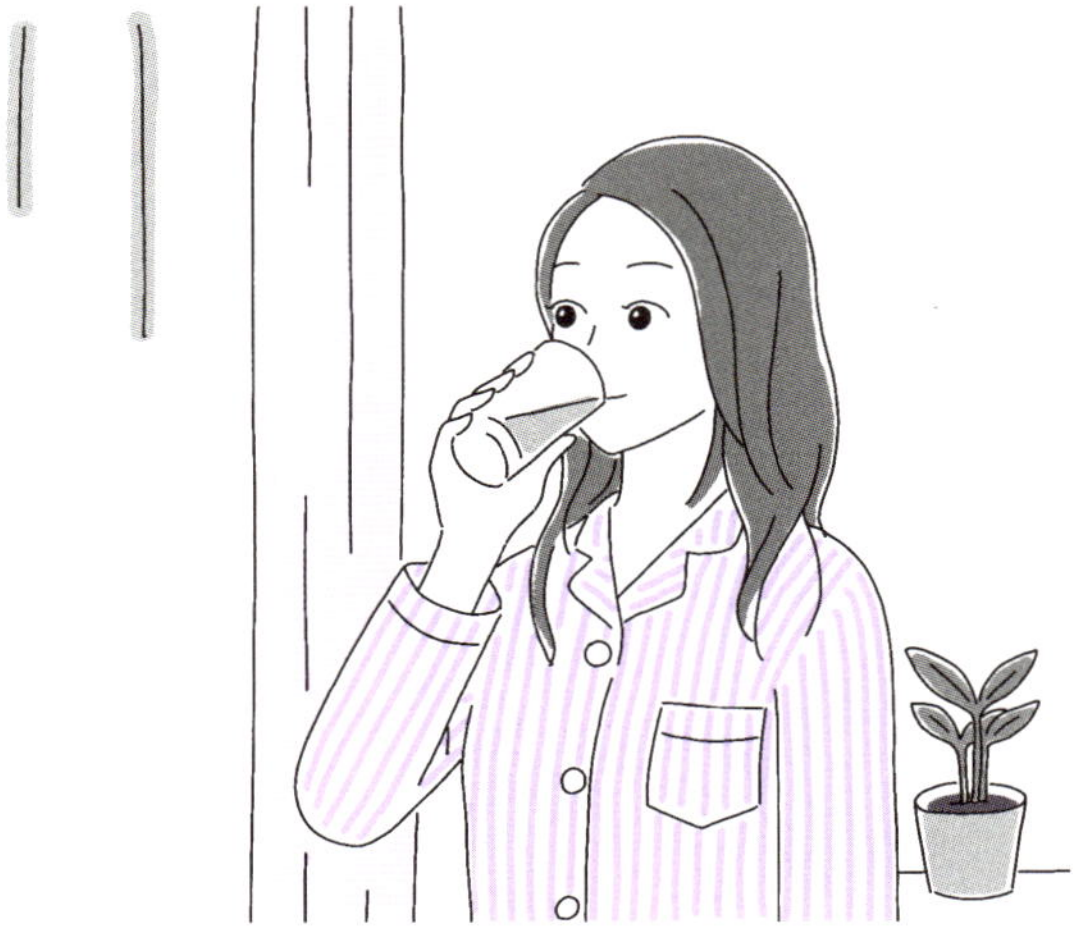

硬水と軟水

硬　水

・ミネラル（マグネシウム、カルシウム）が豊富
・排便促進効果あり
・胃腸が弱い人には負担がかかることも

軟　水

・日本の水はほとんど軟水
・肌や髪にやさしい

糖質オフはNG！ 炭水化物はきちんと食べる

糖質オフ食や炭水化物抜きダイエットが根強い人気ですが、腸のトラブルを引き起こしかねないという心配があって、私は疑問です。じつは、この食事法が流行りはじめてから、便秘外来にやってくる患者さんが非常に増えているのです。

「糖質を減らすとエネルギー不足になり、脂肪を分解して補うために、体脂肪が減って体重が落ちる」というのが糖質オフの考え方です。また、糖質は血糖値を上昇させるため、糖質オフ生活は糖尿病対策にいいともいわれています。

でも、炭水化物には食物繊維も多く含まれていますから、**糖質オフを続けていると食物繊維が不足して便秘になったり、腸の働きが悪くなってしまいかねません。**また、糖質を含む炭水化物は、脳や体を動かすエネルギー源ですから、**糖質が足りないと、集中力がなくなったり、筋肉が落ちたり疲れやすくなったりします。**

糖質オフの食事では「肉類などのたんぱく質や脂質、アルコールは制限なく食べてよい」としているものが多いようですが、運動をせずにこうした食事を続けると、「体重は減っても血圧やコレステロールが上昇するのでは」と危惧する専門家もいます。

たんぱく質、脂肪、炭水化物の三大栄養素は、どれもエネルギー源として大切です。３つのうち何をどのくらい食べるかは、「ＰＦＣ比率（エネルギーの栄養素別摂取構成比）」で示されます。黄金比率ともいわれ、全エネルギーを１００としたときに、たんぱく質は13〜20％、脂質は20〜30％、炭水化物は50〜65％とされています。おおよそ「たんぱく質２：脂質２：炭水化物６」というイメージです。

ダイエットをするなら、このバランスのなかで全体の総エネルギー摂取量を減らすこと。炭水化物をきちんととりながら上手にカロリー制限をしていくことが大切です。

行き過ぎた糖質オフ食はNG!

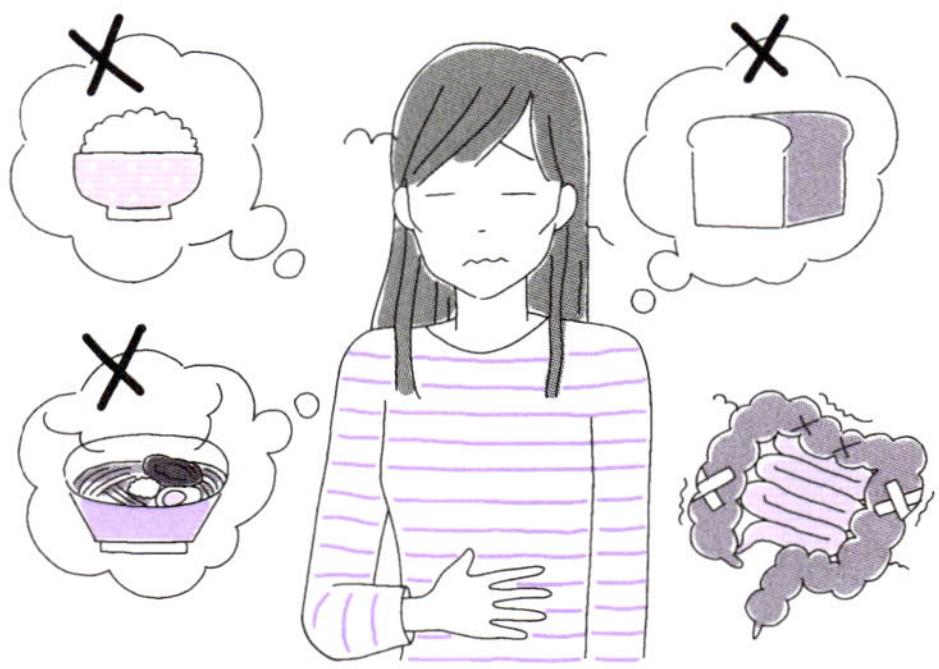

三大栄養素の割合

PFC比率

＝

たんぱく質 2 ： 脂質 2 ： 炭水化物 6

白米、白パンよりも麦ごはんやライ麦パンを

白米や白パンがなぜ白いのか――それは精製・加工する過程で、原料となる穀物の外皮が取り除かれているためです。

外皮には食物繊維をはじめ、マグネシウムや亜鉛などのミネラル、ビタミンB群など生命活動に欠かせない大切な成分がたくさん含まれています。つまり、大切な栄養素が、白米や白パンでは減らされてしまっているのです。

大事な主食はできるだけ、精製加工されていない穀物（全粒穀物）をとりましょう。栄養的にすぐれた雑穀を混ぜて食べるのもいいですね。これらは、炭水化物のなかでも血糖値の上昇がゆるやかというメリットもあります。

具体的には、スーパー大麦や玄米、パンであればライ麦パンなどです。

ライ麦パンはライ麦という種類の麦を使って、外皮を混ぜこんで作るパン。いわゆる黒パンの多くもライ麦からつくられていて、独特の香りとプチプチとした食感が特徴です。

また、最近はパスタも全粒粉入りのものがありますので、利用するといいでしょう。

ただし、玄米には少し注意が必要です。**玄米は消化に悪いので、腸の働きが弱っているときに食べつづけると、便秘がひどくなったり、お腹が張ったりする恐れがあります。**食べるときも、よく噛んでゆっくり食べるように気をつけましょう。

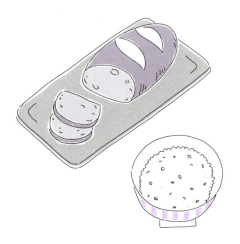

雑穀や全粒穀物にはミネラルなどが豊富（100g中）

	ミネラル				ビタミンB群					
	カリウム（mg）	カルシウム（mg）	マグネシウム（mg）	亜鉛（mg）	ビタミンB1（mg）	ビタミンB2（mg）	ナイアシン（mg）	葉酸（mg）	ビタミンB6（mg）	食物繊維（g）
精白米	89	5	23	1.4	0.08	0.02	1.2	12	0.12	0.5
玄米	230	9	110	1.8	0.41	0.04	6.3	27	0.45	3.0
押し麦	170	17	25	1.2	0.06	0.04	1.6	9	0.14	9.6
薄力粉	110	20	12	0.3	0.11	0.03	0.6	9	0.03	2.5
全粒粉（強力粉）	330	26	140	3.0	0.34	0.09	5.7	48	0.33	11.2
ライ麦粉	140	25	30	0.7	0.15	0.07	0.9	34	0.1	12.9

（『日本食品標準成分表2015年版（七訂）』より）

おかずは魚を意識して。鮭フレーク、かまぼこでもＯＫ

さまざまな**長寿地域の伝統食を調べたことがありますが、共通しているのは「とにかく魚をよく食べる」**ということでした。

魚の油の主成分は「オメガ３脂肪酸」という脂肪酸です。サプリメントで人気のＤＨＡ（ドコサヘキサエン酸）とＥＰＡ（エイコサペンタエン酸）はすべてオメガ３脂肪酸の一種です。

オメガ3脂肪酸は血管を丈夫にして血液をサラサラにする、また脳の働きを活性化してくれる油です。さらに大腸がんの発生を抑制することも報告されています。また、腸管免疫の働きをよくする可能性もあるといわれています。

でも、魚については「調理が面倒」「骨があって食べにくい」など敬遠されがちな食材であることも事実。実際、患者さんにすすめても「魚が苦手で」という人は多いのです。**そのような人に私は、鮭フレークやツナ缶、かまぼこなど、食べやすい魚の加工食品をおすすめしています。**鮭フレークをチャーハンに混ぜたり、かまぼこを野菜といっしょに炒めたり、ツナ缶をサラダに加えたりなどなど、魚を食べるのと効果は同じです。

また、魚の生臭さが苦手な人はハーブを使うといいでしょう。オリーブオイルをかけてアクアパッツア（魚介類をトマトとオリーブオイルなどとともに煮込んだ料理）にするのもオススメです。

水産加工品も上手に利用して魚を食べよう

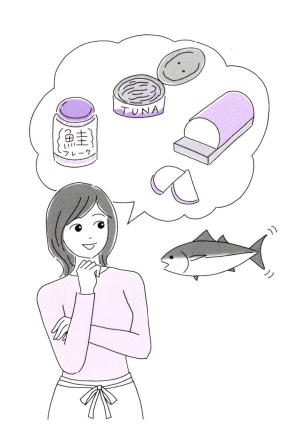

大腸がんのリスクを高める赤身肉の食べすぎに注意

メインのおかずは肉という人が多いと思いますが、魚も上手に取り入れて、肉だけに偏らないようにしましょう。

なぜなら、**肉（牛や豚）中心の食生活は大腸がんのリスクを高める**からです。特に、脂肪の少ない赤身肉は大腸がんのリスクを高めると報告されています。スペインの地中海に浮かぶマヨルカ島で大腸がんの患者２８６人と健康な人２９５人を対象に食生活を調べた結果、大腸がん患者のグループでは赤身肉の摂取量が明らかに多いことがわかったのです。

赤身肉ががんのリスクになる理由として、コレステロール値を上げる飽和脂肪酸が多いことがあります。たくさん食べていると、さまざまながんの発症リスクが高い糖尿病になりやすくなるのです。

また、赤身肉には鉄分が多く含まれています。適量の鉄は必要ですが、鉄は脂質といっしょになると活性酸素を発生させやすくなり、これが増えると老化やがんの引き金になってしまいます。

さらには、肉を焼くことによってつく「こげ」にも、発がん物質が多く含まれています。しっかり火を通した肉（ウェルダン）を好む人のほうが大腸がんになりやすいという報告もあります。

赤身肉1日80g以上で大腸がんのリスクが増加

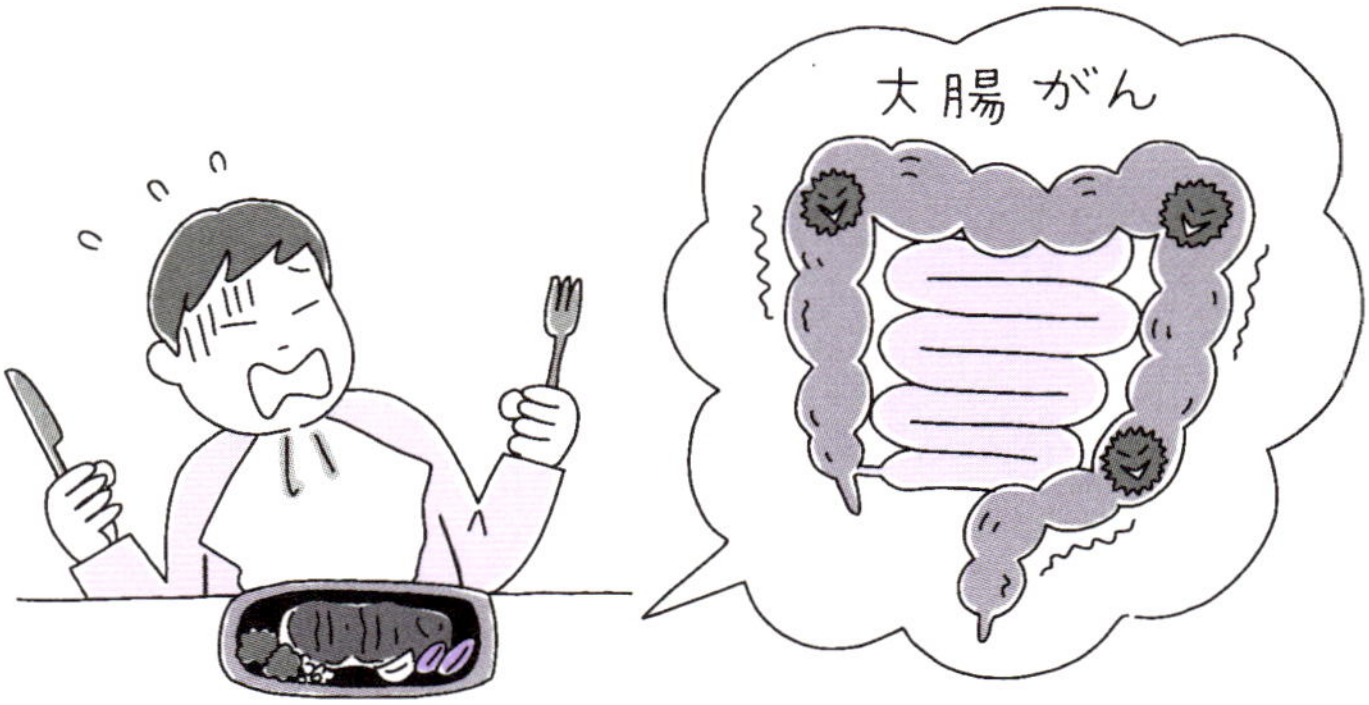

肉食は1日おきにし、1日平均80g未満に抑える

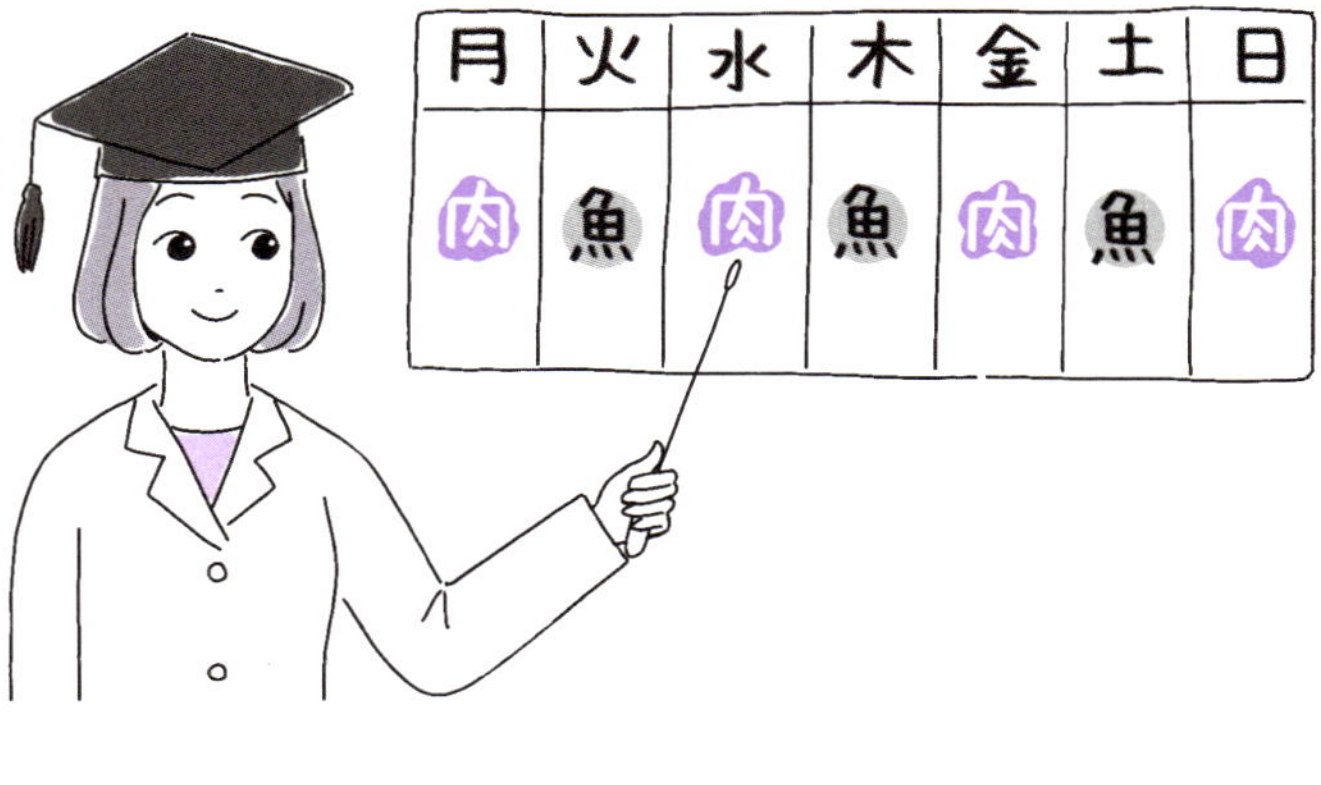

常備野菜は玉ねぎ、にんじん、キャベツの3つでOK

「野菜をたくさん食べなさいといわれても、何を選んだらいいのやら……」そんな声が患者さんからよく聞かれます。このような場合、私は、「基本は玉ねぎ、にんじん、キャベツでＯＫです」とお話ししています。

　これら３つの野菜にはファイトケミカル（50ページ）はもちろん、腸の健康を保つ栄養素がたくさん含まれています。さらに、一年中価格がほぼ安定していて、どこの店でも買うことができ、身近な野菜で料理がしやすいということも大きな利点です。**「常備する野菜としてはこの３つを基本にし、随時ほかの野菜を買い足す」という考え方で大丈夫です。**

　３つの野菜をまとめてとる方法として、おすすめは「野菜みそ汁」です。みそ汁にオリーブオイルを数滴加えればさらにおいしくなり、腸の動きも活発になります。また、ベーコンなどを加えて固形スープなどで煮込んだ野菜スープもよいですね。トマトジュースを加えてトマト味にしてもいいでしょう。多めに作って、毎日飲んでいただきたいものです。

常備野菜はこの3つでOK!

にんじん

多く含まれるβカロテンは体内でビタミンAに変換され、活性酸素を抑え、粘膜や皮膚を健康に保ち、免疫力をアップし、また貧血や冷え症を改善してくれます。ビタミンC、食物繊維のペクチン、カリウムなども含んでいます。

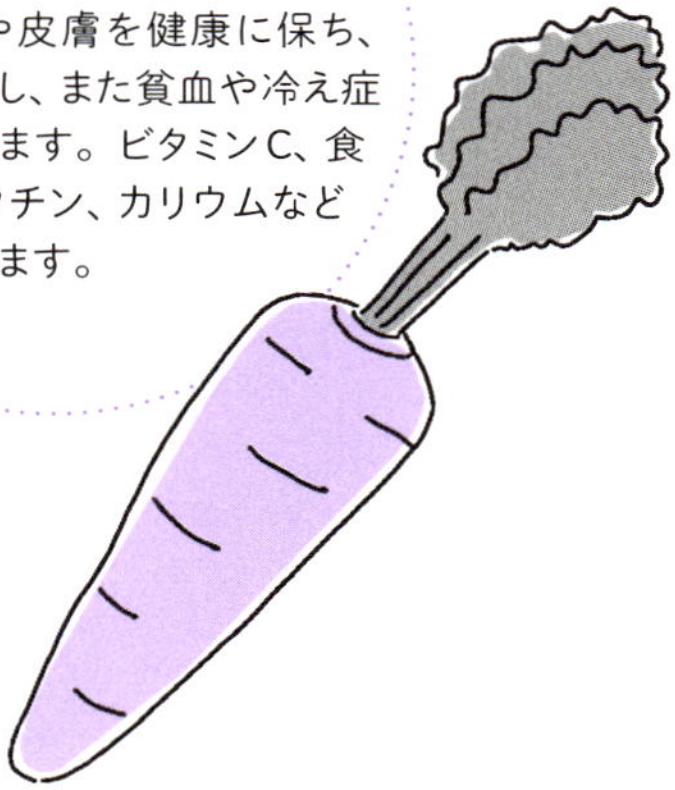

玉ねぎ

涙のもと=硫化アリルが、消化を助け、血液をサラサラに。ポリフェノールの一種であるケルセチンには、強い抗酸化作用があり、毛細血管を強くして生活習慣病を予防してくれます。ほかに、カリウム、オリゴ糖、食物繊維も含んでいます。

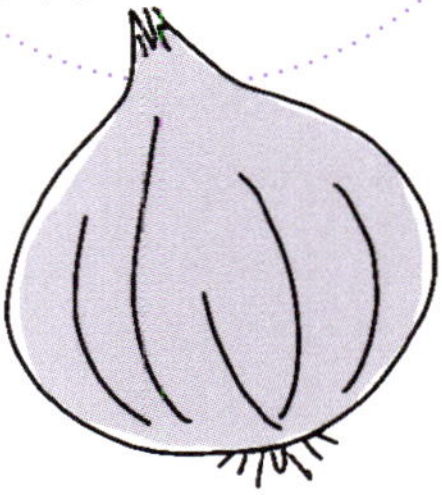

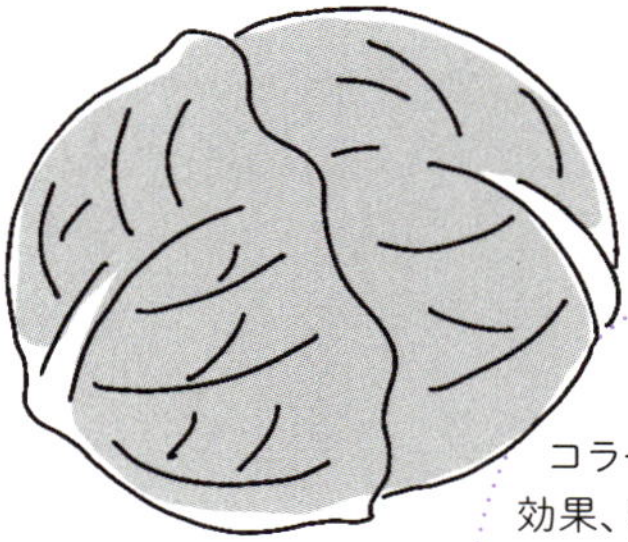

キャベツ

コラーゲンの生成を助け、美肌効果、疲労回復効果があるビタミンCがたっぷり。ファイトケミカルのイソチオシアネートや、ペルオキシダーゼには、がんを予防する効果があるといわれています。

食物繊維が多くて低カロリーな食材&水溶性食物繊維が多い食材早見表

腸の老化を止めるのに、食物繊維がとても大切なことは前章でお話ししました。食物繊維の1日の目標量は女性18g以上、男性20g以上ですが、実際はかなり少なくとどまっています。そこで、毎日の食事で食物繊維がたくさん含まれる食材が選びやすいように、表にまとめました。

食物繊維が多い食材には低カロリーなものが多いですが、ダイエットをしたいときなどさらにカロリーに気をつけたいときには「F・I（ファイバー・インデックス）値」を参考にしてください。「F・I値」は、食材100g中のカロリーと食物繊維量の比率で、この値が低いほど食物繊維が多くて低カロリーな食材となります。

また、便秘気味なときや腸の調子がよくないと感じたときは「S・F（サルバブル・ファイバー）値」が高い食材を選んでください。食物繊維には水溶性と不溶性の2種類があって、腸を整えるには特に水溶性が大切とお話ししました。「S・F値」は、食物繊維総量に占める水溶性食物繊維の割合で、S・F値が高いほど水溶性食物繊維が多いということになります。

おもな食品のF・I値とS・F値（100g中）

	食品名	エネルギー（cal）	食物繊維（g）	F・I値	S・F値
穀類	精白米（ご飯）	168	0.3	560	–
	玄米	165	1.4	118	14
	もち麦ご飯（5割炊き）	144	1.9	75	47
	ライ麦パン	264	5.6	47	36
野菜	モロヘイヤ（茹）	25	3.5	7.1	19
	ブロッコリー（茹）	27	3.7	7.3	22
	枝豆（茹）	134	4.6	29.1	11
	オクラ（茹）	33	5.2	6.3	31
	かぼちゃ（茹）	60	3.6	16.7	22
	キャベツ	23	1.8	12.8	25
	春菊（茹）	27	3.7	7.3	30
	大根（茹・皮むき）	18	1.7	10.6	47
	玉ねぎ	37	1.6	23.1	41
	にんじん（生）	36	2.4	15	25
	ほうれん草（生）	20	2.8	7.1	25
	さつまいも（蒸）	134	2.3	58	26
果実	アボカド	187	5.3	35	32
	干し柿	276	14.0	20	9
	みかん	46	1.0	46	50
	キウイフルーツ	53	2.5	21	28
	プルーン（乾）	235	7.2	33	47
	バナナ	86	1.1	78	9
	りんご（皮むき）	57	1.4	40.7	28.6
きのこ類	えのきだけ（茹）	22	4.5	5	7
	きくらげ（茹）	13	5.2	2.5	–
	しいたけ（茹）	19	4.8	4.1	4
	まいたけ（茹）	18	4.3	4.7	4
海藻類	真昆布	145	27.1	5.4	–
	寒天	3	1.5	2	–
	わかめ（乾）	17	5.8	2.9	–

出所：文部科学省「日本食品標準成分表 2015 年版（七訂）」
準拠：「七訂 食品成分表 2016」（女子栄養大学出版部）
注：S・F 値の空白欄は不溶性食物繊維と水溶性食物繊維の分析が不可能であるため

汁物なら、植物性乳酸菌の宝庫である「みそ汁」が最強

みそは植物性乳酸菌の宝庫。大豆や米、麦などの原料に麹菌、酵母菌、乳酸菌などの微生物が働くことによってつくられています。

なかでも植物性乳酸菌が多いのは、麦からできる「麦みそ」です。**麦みそ用の麦麹には、腸の機能を高めるうえで欠かせない水溶性食物繊維のβ－グルカンが豊富。**麦みそを昔からよく使う愛媛県は、大腸がんの発生率が少ない県のひとつです。

もちろん、どんなみそも腸にいい働きをすることは間違いないので、好みのものを試してほしいと思います。

みそ汁を毎日食べることの唯一の心配事は、塩分が多くなることでしょう。高血圧気味の人が注意しなければならないところですが、具をたくさん入れれば、汁の量が少なくなり、みその量も減って、塩分も減らすことができます。具が多ければ、食物繊維やビタミンなどの栄養素もいっきにとれて効率的です。

みそ汁は、ぜひ野菜や豆腐などをたっぷり入れて、具だくさんにしてください。作るのが面倒なときは、インスタントのみそ汁でもかまいません。ここに、長ネギをキ

ッチンばさみで切って入れたり、キムチや納豆を入れたりと、手間のかからない食べ方を工夫してみてください。

具だくさんのみそ汁を毎日の習慣に

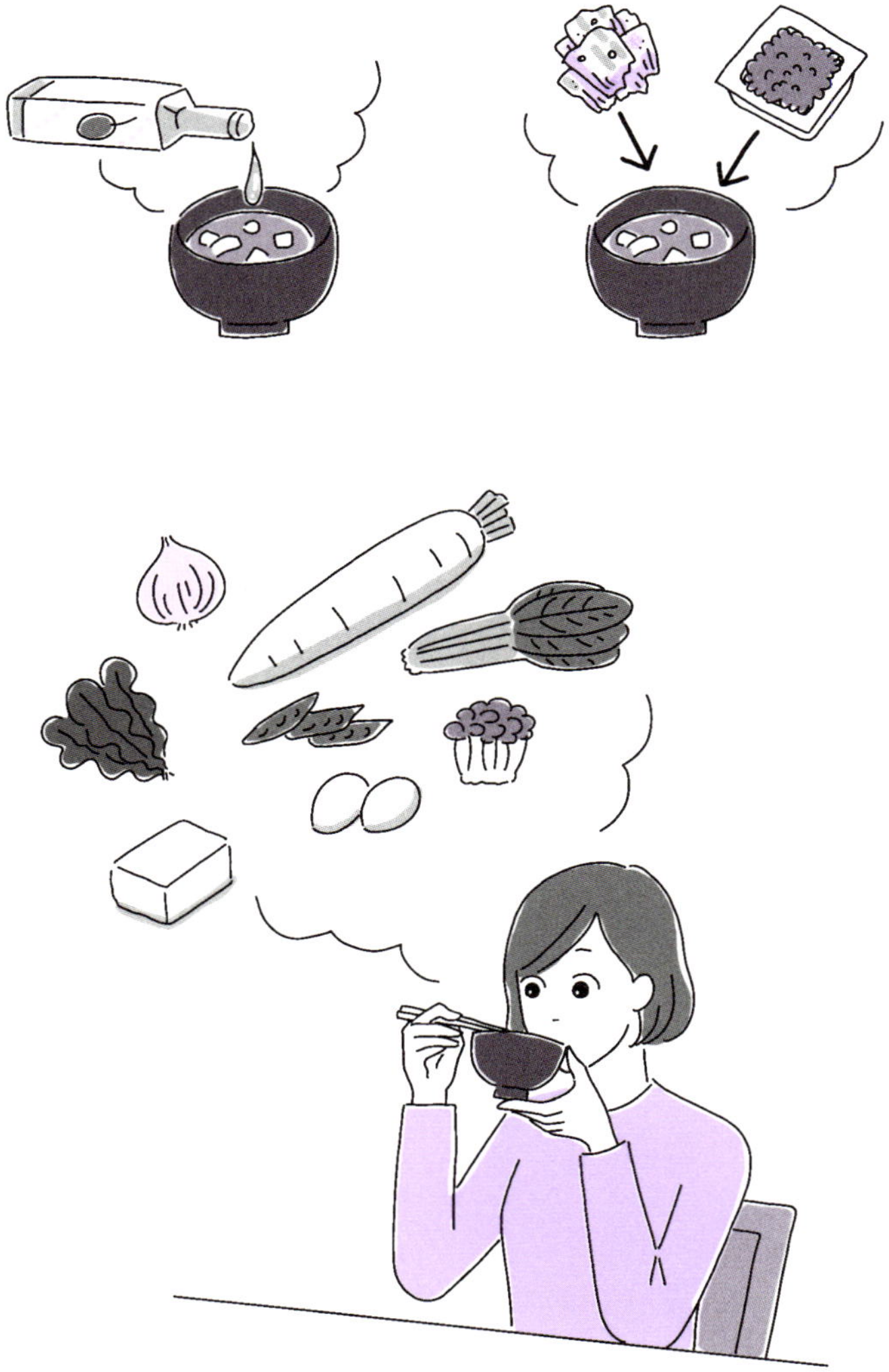

「見えない油」を避ける コンビニランチのオススメ

会社勤めの方などは、お昼はコンビニで買ってすませるという人も多いでしょう。手軽で便利ではありますが、コンビニのお弁当やサンドイッチには、加工する段階で油が多く使われています。また、食物繊維をとりにくいのも問題です。

毎日のように利用するなら、ひと工夫して「腸によいコンビニランチ」を選びましょう。私のおすすめは、「おにぎり2個＋食物繊維の豊富なおかず」です。おにぎりは、スーパー大麦やもち麦を使ったものがあれば、食物繊維が多くとれますね。

組み合わせるおかずは、意外かもしれませんが「おでん」が第一選択になります。効率よく食物繊維をとることができますし、汁を飲むことで腸が温まります。具材としては、食物繊維が多くてローカロリーの、こんにゃくやしらたき、ロールキャベツ、大根、昆布巻きなどがよいでしょう。

定番ですが、「サラダ」も食物繊維がとれます。ただ付属のドレッシングには、とりすぎになりがちなリノール酸が多い油が含まれているため、避けましょう。エキストラ・バージン・オリーブオイルを常備しておいて、かけて食べるとよいと思います。

ほかに「おにぎり＋果物（バナナ、皮むきりんごなど）」もよいですね。食物繊維が多くてローカロリーです。

自宅でみそ汁をあまり飲まないという人は、インスタントみそ汁をぜひ。固形の生みそに近い生タイプや液みそタイプならなおよいでしょう。

コンビニランチのオススメ

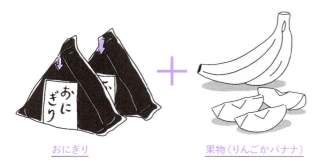

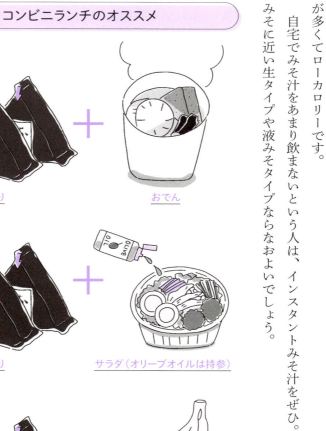

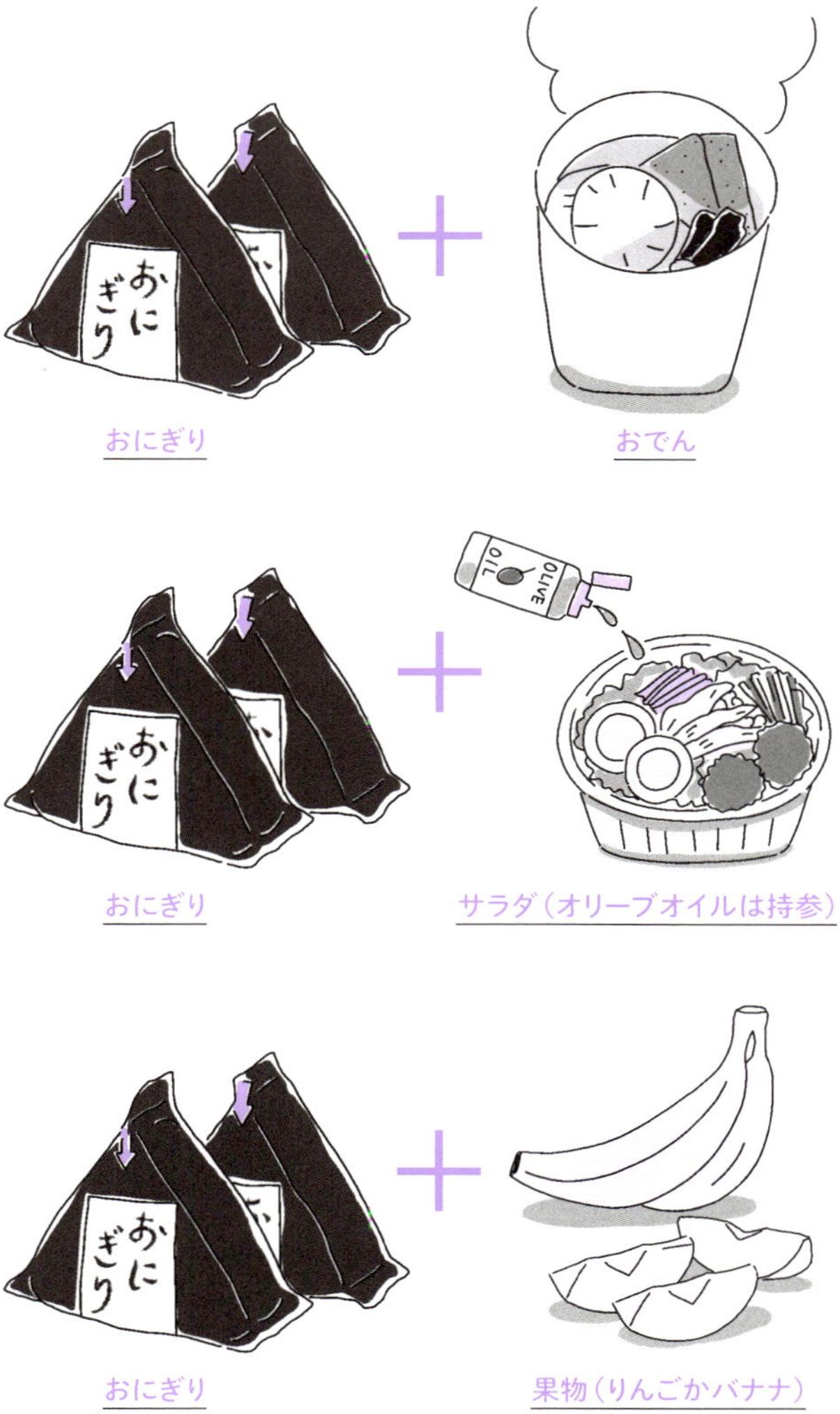

若返る人の食事の理想は「地中海式和食」

「地中海式食事」の特徴は、オリーブオイルをベースに、全粒の穀物、たっぷりの豆と野菜、肉よりも魚。腸を健康にする食材が一度にとれ、しかもおいしい地中海式食生活はとても魅力的です。心臓病や生活習慣病、がん、アルツハイマー病や関節リウマチ、糖尿病など、あらゆる病気の予防に期待できる研究結果が得られています。

いっぽうで、和食も世界的に注目される健康料理です。そこで**私は、腸によく、老いを遠ざけるメニューとして地中海式食事に和食を合わせた「地中海式和食」という食事のスタイルを提案しています。**

伝統的な和食は、食物繊維、植物性乳酸菌、ビタミン類が豊富で、脂肪が少ないというすばらしい特徴をもっています。反面、塩分が多めで脂質（油）が足りないというデメリットも。脂質が不足すると血管が弱くなり、脳卒中などの脳血管系の病気のリスクが高まります。

この部分をオリーブオイルを中心とした地中海式食事で補うわけです。また、和食は甘じょっぱい味つけにするために砂糖を使いますが、地中海食事を取りいれた和食なら砂糖の量も減るでしょう。そのうえで、どうしても砂糖を使う場合はオリゴ糖におきかえましょう。

オリーブオイルとしょうゆをかけた冷奴、オリーブ納豆（61ページ）など、和食とオリーブオイルは意外と相性がよいもの。飽きずに食べつづけられると思います。

地中海式和食のピラミッド

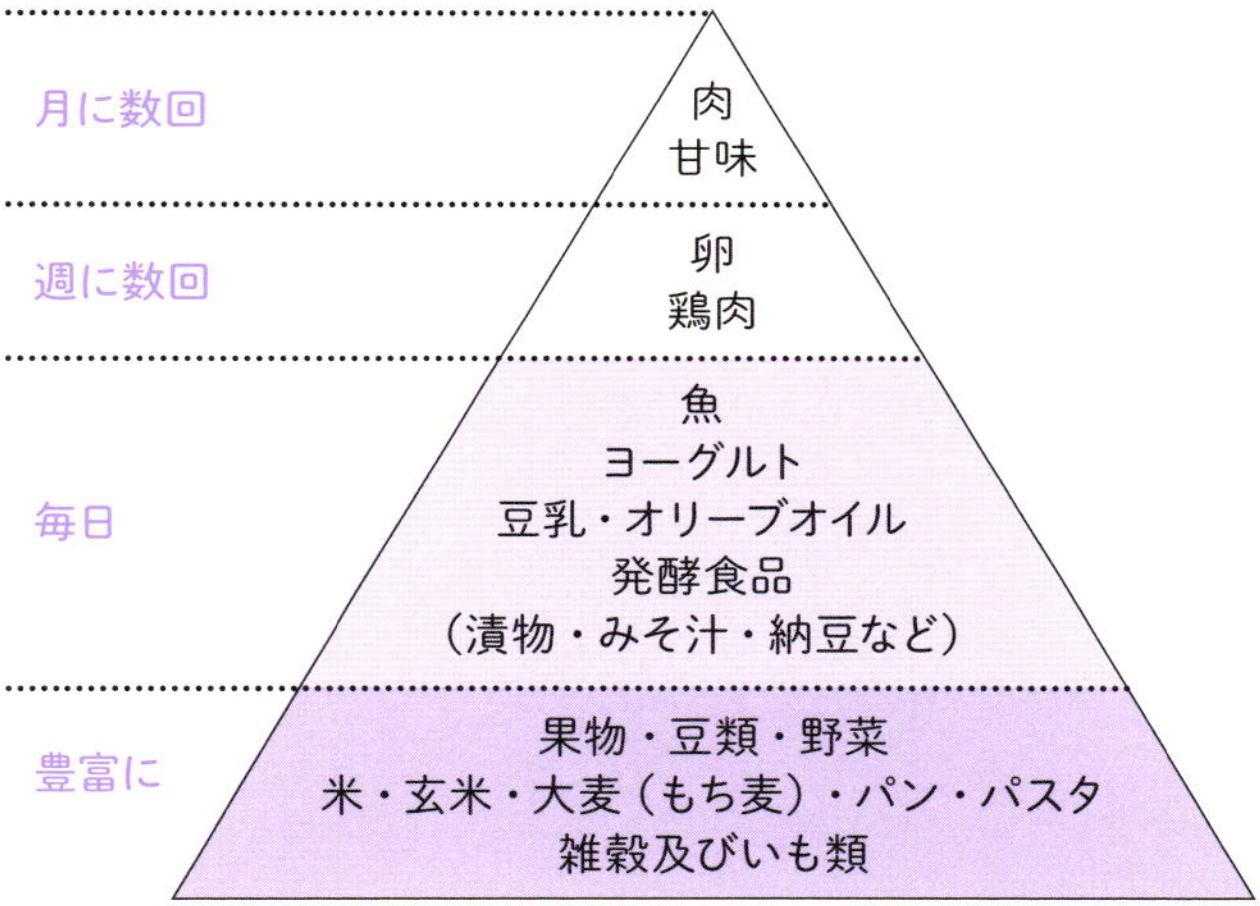

地中海式和食のポイント

① オリーブオイルを豊富にとる
② 野菜と魚介類を豊富にとる
③ 生魚をとる
④ 穀物を上手にとる
⑤ たんぱく質を上手にとる
⑥ 蒸し料理の頻度を増やす
⑦ 発酵食品（植物性乳酸菌）やだしを多くとる

がんを遠ざける食材・がんの再発を防ぐ食材

２人に１人ががんになり、３人に１人ががんで亡くなっている現在の日本では、がんは誰でもなりうる非常に身近な病気です。

１９９０年、アメリカの国立がん研究所で「デザイナーフーズ計画」というものが発表されました。これには「植物性食によるがん予防」というサブタイトルがついていて、長年の研究データにもとづいて、がん予防に効果のある食材がピラミッドの形で表されています。

このピラミッドを見ると、にんにくや緑黄色野菜、全粒粉の穀物をよく食べる「地中海式食事」に近いことがわかります。また、大豆やしょうが、緑茶、柑橘類など和食に重なる食材も多く、前ページで提唱した「地中海式和食」が健康によいことがここからも裏づけられると思います。

また、同じくアメリカの対がん協会で、２００１年に転移予防のための「がん患者の食生活指針」というものを発表していますので、こちらも紹介しておきます。再発予防のための食事として、参考にしていただければと思います。

がん予防効果がある食品（フードピラミッド）

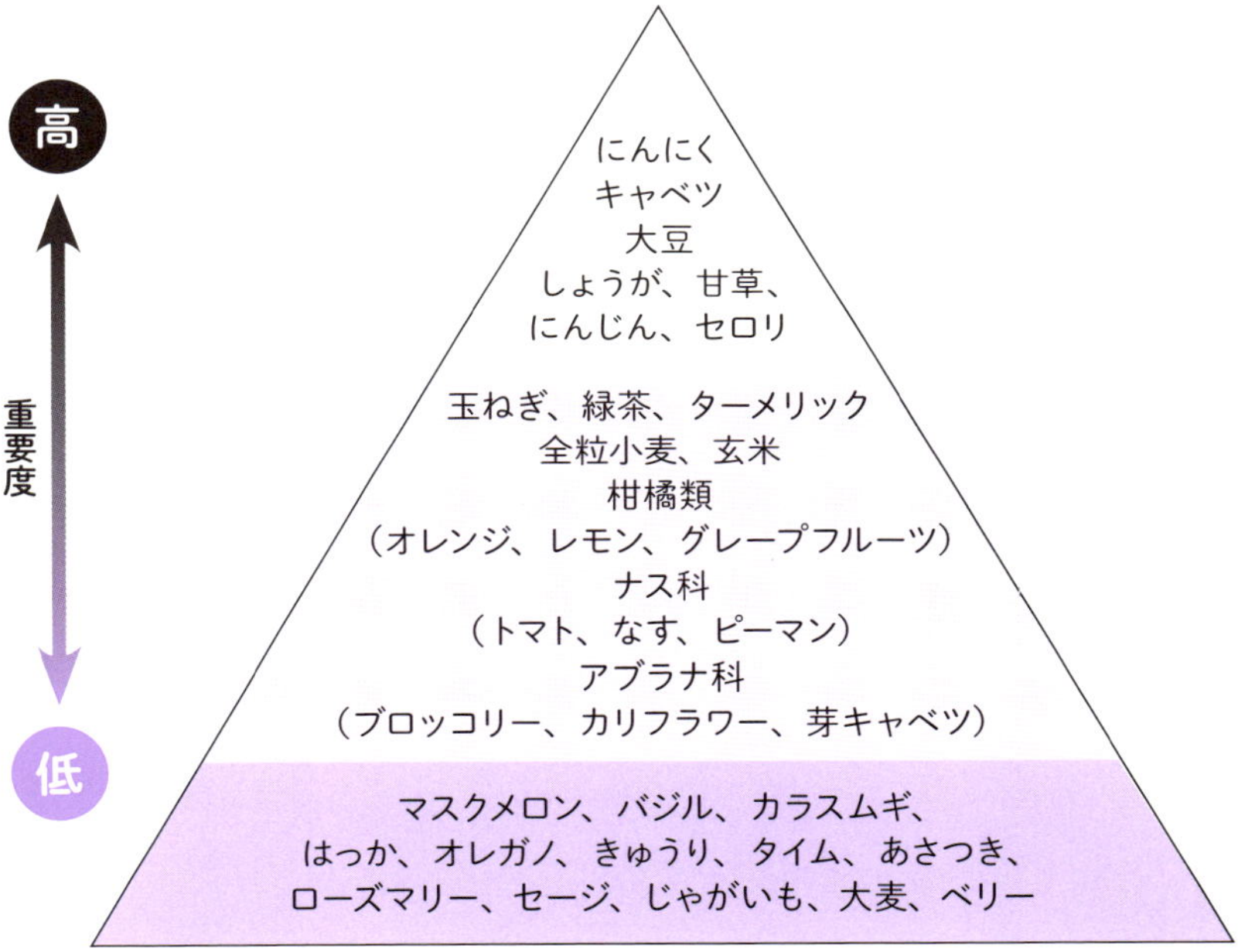

転移予防のためのがん患者の食生活指針

要因	前立腺がん	乳がん	肺がん	消化器がん（大腸がん）
食品衛生（調理時の衛生）や冷凍保存など	A1	A1	A1	A1
回復後の意図的な減量（肥満の場合）	B	A2	B	A3
脂肪を減らす	A3	A2	B	A3
野菜と果物を増やす	B	A3	A2	A2
運動量を増やす	A3	A2	B	A2
アルコールを減らす	B	A3	B	A3
ベジタリアンの食事	A3	A3	A3	A2

A1 ＝利益が証明されている
A2 ＝おそらく利益があるが、証明はされていない
A3＝ 利益の可能性があるが、証明はされていない
B＝ 利益やリスクについて結論するだけの十分な知見がない
（2001 年、アメリカ対がん協会）

疲れた腸をよみがえらせる 週末ファスティング＆7日間腸内リセット

「便秘気味」「最近、食べ過ぎている」「お腹の調子がよくない」と感じたときは、腸を働かせすぎて疲れてしまっているのかもしれません。こんなときは、週末に1日だけ行う「ファスティング（断食）」で、疲れた腸をよみがえらせましょう。

このファスティングは何も口にしないわけではありません。朝昼晩の1日3回、食事の代わりに、バナナと豆乳でつくった食物繊維たっぷりのファスティングジュースを飲みます。ファスティングジュースの作り方は、70ページに掲載した「豆乳バナナジュース」を参照してください。

水しか飲まないファスティングでは低血糖などが起こり、かえって体調不良になってしまうことも。その点、ジュースには炭水化物も含まれているので安心です。

ファスティングで消化・吸収に余分なエネルギーを使わなくなれば、排泄にすべての力を使うことができます。そして、胃や腸にたまった老廃物が、便としてどんどん排出されます。ファスティングを1日行うだけで「驚くほど便が出た！」という喜びの声は少なくありません。腸が元気になるとお腹もすき、消化・吸収の働きもアップするので、全身に栄養がいきわたり、倦怠感がとれて頭も体もスッキリ冴えてきます。

週末ファスティングに慣れてきた方は、「７日間の腸内リセット」に挑戦してみるのもいいでしょう。**疲れて調子が悪くなっている腸をいったん「リセット」して、よみがえらせることで、元の腸よりもよくなっていきます。**

腸内リセットでは、ファスティングで腸をきれいにしたあとに、腸の働きを高める食材をとっていきます。

これを考えたきっかけは大腸内視鏡検査です。下剤で腸の内容物をすべて出してもらったあとに大腸をぬるま湯で洗浄するのですが、この処置をすると「便秘や停滞腸が解消されて調子のいい状態が１週間くらい続く」という人が多くいました。そこで、腸にいい食材をこの１週間で集中的にとれば、いい状態をさらに長続きさせることができると考えました。

週末ファスティングも腸内リセットも、食事制限がありますから、精神的にも肉体的にも余裕があるときに行ってください。また、どちらも比較的軽めのプログラムですので、下剤を日常的に使っていたり、下剤の使い過ぎで便意がないような重症便秘の方は、短期間では目に見える効果は得にくいことに注意してください。

なお、病気の治療をしている人は、主治医に相談のうえ行うようにしましょう。

ファスティング後、腸にいい食材を集中的に!「7日間腸内リセット」のやり方

〈1日目〉

①朝、下剤を使って、たまっている便を出し切る

副作用の不安が少ない塩類下剤を飲んで、たまっている便を出します。市販のものでは「スラーリア便秘薬®」「ミルマグ液®」などがよいでしょう。服用後には多めの水(1〜2ℓ)を飲みます。数時間後に便意が起こるので、便を出し切りましょう。

②乳酸菌製剤を飲んで腸の状態を整える

便を出し切ったあとに、錠剤や粉末、カプセル入りのサプリメントなどの乳酸菌製剤を飲みます(私のオススメは「植物性乳酸菌ラブレ　カプセル」)。量はたとえば「1日に1〜2包」と書いてあったら2包飲むなど、説明書の範囲内で多めに飲みます。

③乳酸菌製剤の5時間後にファスティングジュースを飲む

ファスティングジュースは、70ページ掲載の「豆乳バナナジュース」、75ページ掲載の「オリーブココア」、またはキウイ、バナナ、りんご、セロリ、にんじん、レタスなど好みの果物や野菜を組み合わせてオリーブオイルを小さじ1加えたスムージー

のうち、好みのものを選びましょう。

④水分をたくさんとる

常温の水かオリゴ糖を入れた常温の水、またはペパーミントジンジャーティー（77ページ）を、1日1・5～2ℓを目安にたくさん飲みます。1日目はこれで終了です。

〈2～7日目〉

①1日1杯以上のファスティングジュースを飲む

1日目の項目で書いたファスティングジュースを、好みのタイミングで飲みます。

②1日3食、腸の働きを高める食材を積極的に食べる

具体的には、2章で紹介した食材のうち「水溶性食物繊維、オリーブオイル、植物性乳酸菌、オリゴ糖、キウイフルーツ、バナナ、スーパー大麦、ココア」の8つが特にオススメです。量は、2日目は腹5分目程度、3～7日目は腹7分目程度におさえましょう。また、食物繊維は2～4日目は15g程度、5～6日目は15～20g程度と少しずつ増やしていきます。

〈リセット終了後〉

ファスティングジュースはやめてもかまいませんが、腸にいい食材を使った食事はぜひ続けてください。

お風呂、腸もみ、運動、呼吸、内視鏡。習慣にしたい5つの提案

◯ぬるめのお風呂

冷え対策にはお風呂——これは腸にも当てはまります。腸には多くの血管がはりめぐらされています。体を温め血流をうながすことで、細胞に栄養がいきわたり、免疫細胞も活性化します。特に冷え腸の人はシャワーではなくお風呂を習慣にしましょう。熱いお湯に入ると交感神経が優位になってしまうため、お湯はぬるめがよいでしょう。ペパーミントの入浴剤やアロマオイルなどを加えるのもいいですね。

◯腸もみマッサージ

便秘や腹部膨満感がひどい人は、お腹をマッサージするとよいでしょう。「腸もみ」といって、大腸内視鏡の検査後にたまったガス（空気）を抜くために行う方法を応用しています。

左半身を上にして横になり、右手のひらをおへその下あたりにあてて、ゆっくりと時計回りに円を描くようにマッサージをします。5分程度続けましょう。

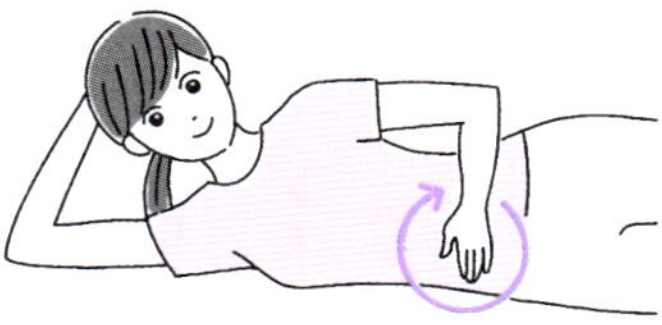

◯運動

大腸がんの予防に運動はとても効果的。便秘で便がS状結腸にたまると、そこで大腸がんのリスクとなる胆汁酸などにさらされる時間が増えます。運動によってぜん動運動が活発になれば、排便がうながされ、こうしたリスクが抑えられます。

運動は何でもいいですが、１日20～30分程度のウォーキングなら誰でもどこででもできますね。室内なら、階段や踏み台などを利用した「踏み台昇降」や「その場足踏み」などもよいでしょう。

◯複式呼吸

腹式呼吸により自律神経の働きが整うと、腸の働きもよくなります。腸の働きに必要なのは副交感神経の働きをよくすること。緊張が解けてリラックスモードになると副交感神経が優位になり、腸もリラックスできるのです。

◯大腸内視鏡検査

大腸がんなど腸の病気の早期発見にもっとも有効な大腸内視鏡検査。高性能カメラを使って腸のなかを診断する検査で、大腸そのものを実際に見ることができる唯一の手段です。拡大カメラで１ミリ以下の小さな病巣も発見できます。

大腸がんの７割が発生する、小型の大腸ポリープを見つけられるのもメリットです。ポリープは50～60代の約３割に見つかり、最近では40代で見つかることも珍しくなくなりました。40代になったら、大腸内視鏡検査を受けましょう。

デザイン――ヤマシタツトム
構成・文――狩生聖子
イラスト――にしだきょうこ（verso graphic）
撮影――寺岡みゆき、シヲバラタク（p24-27,p36-39）
料理――村井りんご（p44-47,p52-55,p57,p65）、
チェリーテラス代官山（p24-27,p36-39）、宮野明子

図《ず》解《かい》 専《せん》門《もん》医《い》がすすめる 若返《わかがえ》るための食《しょく》事《じ》術《じゅつ》

著者　松《まつ》生《いけ》恒《つね》夫《お》

発行　株式会社二見書房
東京都千代田区神田三崎町2-18-11
電話　03（3515）2311［営業］
03（3515）2313［編集］
振替　00170-4-2639

印刷　株式会社堀内印刷所

製本　株式会社村上製本所

ISBN978-4-576-19048-8
https://www.futami.co.jp